U0236645

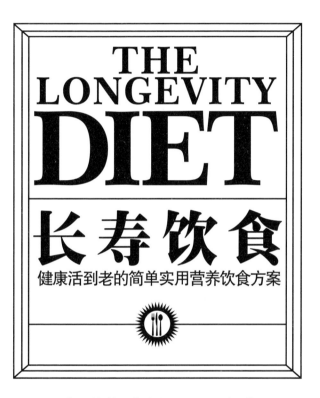

THE LONGEVITY DIET

长寿饮食

健康活到老的简单实用营养饮食方案

［美］瓦尔特·隆哥（Valter Longo） 著

郭红辉　彭如青　译

北京联合出版公司　后浪
Beijing United Publishing Co.,Ltd.

图书在版编目（CIP）数据

长寿饮食：健康活到老的简单实用营养饮食方案 /
（美）瓦尔特·隆哥著；郭红辉，彭如青译. -- 北京：
北京联合出版公司，2020.8（2025.4重印）

ISBN 978-7-5596-4173-1

Ⅰ.①长… Ⅱ.①瓦… ②郭… ③彭… Ⅲ.①长寿—
饮食营养学—通俗读物②保健—食谱 Ⅳ.①R155.1-49
②TS972.161

中国版本图书馆CIP数据核字（2020）第061453号

北京市版权局著作权合同登记 图字：01-2020-3232

Copyright © 2016 Antonio Vallardi Editore, Milano
La Dieta Della Longevità by Valter Longo

Simplified Chinese edition copyright © 2020 by Beijing United Publishing Co., Ltd.
All rights reserved.
本作品中文简体字版权由北京联合出版有限责任公司所有

长寿饮食：健康活到老的简单实用营养饮食方案

作　　者：[美] 瓦尔特·隆哥（Valter Longo）

译　　者：郭红辉　彭如青

出 品 人：赵红仕

出版监制：刘　凯　马春华

选题策划：联合低音

责任编辑：云　逸

封面设计：尚書堂·叫獸 BOOK DESIGN 13261351222

内文排版：刘永坤

关注联合低音

北京联合出版公司出版
（北京市西城区德外大街83号楼9层　100088）
北京联合天畅文化传播公司发行
北京美图印务有限公司印刷　新华书店经销
字数186千字　889毫米×1194毫米　1/16　16印张
2020年8月第1版　2025年4月第6次印刷
ISBN 978-7-5596-4173-1
定价：60.00元

谨以本书献给我的母亲安吉丽娜、父亲卡梅洛、

哥哥克劳迪奥、姐姐帕特里齐亚，

以及那些不懈寻求出路、知识和希望的人。

声　明

　　本书中所提及的相关建议和信息，并不能代替医嘱，只能作为医生定期诊查的补充。建议开始采用任何医疗方案和治疗方法前咨询医生。我们已竭尽所能确保本书在出版时信息的准确性。出版社和作者不承担实施本书建议带来的任何医学后果。

目　录

前　言

　　长寿乃生命之泉，永葆青春的奥秘。自人类文明伊始，有关长寿的秘密就深深吸引着人们，也令我从一个十几岁的青少年至今心醉神迷。年少时我想成为一名摇滚明星，也确信自己将一辈子以音乐为生。然而，不管摇滚事业看起来多么令人心驰神往，我对揭开长寿的神秘面纱以及如何彻底革新医药界的热情依旧如故。大学二年级的时候，我果断把音乐搁置起来，以便全身心投入人类衰老过程的科学研究之中。30年后，尽管我依然弹吉他，但大部分时间我则以负责人的身份待在洛杉矶南加利福尼亚大学的长寿研究所或位于米兰的意大利癌症研究基金会分子肿瘤学研究所（IFOM）长寿与癌症课题组，将关于百岁老人的研究进展与人群流行病学、临床试验以及基础性实验研究结合起来，探寻帮助人们实现长寿的梦想。

　　但我的研究动机不仅是延长寿命，更是在超越以往寿命的基础上保持健康、活力四射和青春洋溢。为实现这一目标，我的实验室进行了数十年的细胞、动物和临床试验研究，重点在于最大限度地发挥学习、记忆、体能等机体功能以及疾病的预防和治疗，尤其是癌症、糖尿病、心血管疾病以及自身免疫和神经退行性疾病。与"寿命延长无非意味着患病期延长"的观点相反，我们的数据表明：人在年轻时如果懂得如何维持机体良性运转，便可在90岁、上百岁甚至更长的寿命期内保持身体功能健全。实现这一目标的主要途径之一是利用身体的先天能力实现细胞和器官层面的自我再生。遗憾的是，现代饮食以及第一世界国家太多人养成的不停进食的饮食习惯使这些内置机制永久关闭，导致我们从三四十岁开始便过早地面临疾病和器官功能退化的困扰。但正如我在过去30年研究中所发现的那样，只要琢磨出一种对每个人都安全可行的方法，要让这些内置机制重新恢复到开启状态其实相当容易。

请让我做进一步说明。我在意大利西北部的热那亚（克里斯托弗·哥伦布的故乡）出生和长大，但夏季通常在父母的家乡——意大利南部的卡拉布里亚度过。怀揣着成为一名摇滚明星并借此名利双收的梦想，在同楼的邻居们被我那高分贝的电吉他长时间折磨得几乎要崩溃的时候，16岁的我从热那亚第一次来到美国，和芝加哥的一位姑妈住在一起，开始了我的音乐学习。在此期间，我不仅见证了音乐的蓬勃发展，领略了美国最出色的几支布鲁斯音乐（蓝调音乐）乐队的风采，而且生平第一次见识了美国人的饮食习惯。我在享有世界上最健康饮食美誉的两个地区长大，却对此不以为然，但当我看到美国人所吃的食物时，其分量之大、每餐必不可少的大量肉类和奶酪、一应俱全的各式高糖饮品和零食着实让我惊讶无比。另一现象也引起了我的注意，那就是我移居芝加哥的意大利亲戚接二连三患上了糖尿病、心脏病或其他疾病，但这些病症对仍生活在意大利的家人来说很罕见。虽然当时我并没有多想，但后来也正是这些经历激励了我，并进一步印证了我对饮食、疾病和长寿之间关系的假设。

　　几年后，我来到达拉斯郊外的北得克萨斯大学继续音乐学业，对衰老问题的研究已到了痴迷的地步。我身边那些30岁左右的朋友已开始感怀年华老去。也许是祖父去世时我一直在他房间里的缘故，我的脑海里被别的什么东西牢牢占据了，它在等待一个契机来指引我朝新的方向迈进。我无疑是喜爱音乐的，但到大学二年级时我认识到研究人们如何保持年轻才是自己真正想一辈子从事的工作，因此我转入生物化学系开始研究衰老。4年后，我加入了一个从生物学视角研究衰老的世界一流项目，即加利福尼亚大学洛杉矶分校的病理学博士课程学习，进入了营养和长寿研究方向（一个当时才初具雏形的领域）前沿专家罗伊·沃尔福德博士的实验室。接下来发生的事，就众所周知了。

　　30多年来，我始终专注于健康和长寿的研究，试图揭示营养与调控细胞保护和再生基因之间的联系。本书将我多年的学识成果整理成一套任何人均可参照实施的简便方案，即简单地把我制定的每日营养方案定期（视个人总体健康状况每年2 ~ 12次）和模拟禁食饮食（fasting-mimicking diet，以下简称FMD）结合起来执行。不言而喻，FMD的意思仅从字面上就可以看出来，指一种类似斋戒的节食方式，它在既不牺牲营养又不使人挨饿的情况下让人获得断食的益处。我发现如果将这两者结合起来，就能起到保护、再生和恢复身体机能的作用，从而帮助我们在更长时间内保持年轻、健康的状态。这在一定程度上是通过逆转生物衰老的时钟来实现的。一方面，该方案有助于较年轻的人群延缓衰老进程和预防疾病；另一方面，也可帮助年龄较大的个体恢复到更年轻的状态。经临床证实，FMD在维持肌肉和骨骼质量的同时还可以促进腹部脂肪的减少。这些效益的取得，就在于FMD启动了人体自身干细胞活化的特异功能，使部分细胞、系统以及器官得以再生，进而减少了多种疾病的危险因素。在接下来的章节中，我将首先解释FMD为什么会起作用，然后介绍它如何起作用。此外，我还将说明在尽可能不对饮食习惯做急剧改变的情况下，如何基于科学和临床经验结果制定安全可行的营养方案。目前，我们的饮食干预方案得到了美国，欧洲和亚洲成千上万医生的大力推荐。

　　本书和其他现有的数以千计的关于饮食和健康的书籍存在诸多不同，其中很重要的一点在于它是建立在牢固的多学科知识基础上的。我们经常受到新科学的狂轰滥炸，将这样或那样的食物要么妖魔化要么大肆吹捧。鉴于此，我建立了一套体系以确保我推荐的方案具备尽可能广泛的科学基础，并称其为"长寿的五大支柱"。这里的支柱不是指具体的饮食和运动等干预措施，而是指为我的营养计划提供支撑的五个学科领域：①基础/年轻学研究（我后面会解释，年轻学可以理解为保持年轻的科学）；②流行病学；③临床研究；④围绕百岁老人们的研究；⑤对复杂系统（比如汽车）的认识。基于这些"支柱"，我们就能为饮食和运动推荐方案提供最广泛、坚实的依据，不仅可以确保其功效，而且也最大限度地降低了今后出现一系列研究彻底推翻本方案的可能性。过去长达30年的研究以及从不同领域科学家身上学到的知识，使我得以构建一个自信足够稳固、可以终身受用的系统方案。

　　我对青春长寿秘诀的探寻使我的足迹遍布全世界，从洛杉矶到厄瓜多尔南部的安第斯山脉；从日本冲绳到俄罗斯；从荷兰到德国南部。但最终，它引领我回到了意大利。尽管在成长的过程中我并没有意识到，我所出生和长大的意大利北部地区恰好是世界上65岁以上人口比例最高的地区之一（意大利国家统计局2016年的数据显示该比例为28.3%），而我童年时度夏的意大利南部地区则刚好是全世界百岁老人比例最高的地区之一。这既是一个不可思议的巧合，也是我毕生研究的佐证和便利，它让我的研究回归我长大的地方并使我得以透过在那里过着高寿、健康、充实生活的人们的眼睛再次认真地审视这块土地。本书的创作和出版深受我家乡以及世界各地寿星朋友的启发，很自然，本书也是为所有希望加入他们行列的朋友所作。

关于收益和产品的说明

本书为你提供了一个窗口，让你了解如何过上长寿、健康生活的多年研究成果。它的另一个福利是：我所有的稿酬都将悉数捐赠给慈善机构，因此你的购书行为相当于是在通过创治基金会（www.createcures.org）这样的机构资助有价值的研究。创治基金会是我创立的一个非营利性组织，旨在为那些亟须得到综合和更为有效治疗的晚期或复杂病症患者提供援助。我每天都会收到被确诊的重症患者（癌症、自体免疫或代谢紊乱、神经退行性疾病等）发来的电子邮件，他们都是在医生提供的常规疗法之外寄希望于其他可能。不幸的是，职业指导原则、对法律诉讼的顾虑、繁重的治疗任务以及疾病的复杂性使某些医生只是保守地将注意力放在对患者进行常规护理和治疗等方面，就算患者提出综合治疗的要求，也往往得不到满足。当我和临床医生们一起探讨治疗癌症和其他疾病的创新疗法时，能明确感受到他们需要像我这样的研究人员帮助他们提供安全、建立在坚实研究基础之上，并且对病人有切实帮助的综合治疗措施，因为对很多患者来说，根本等不到数年大型临床试验结束的时候。

这就是我着手创办创治基金会的原因。我们的使命是向公众提供基于真凭实据的信息，使人们能够在传统治疗基础上辅之以可靠、科学而且经过临床检验手段，以达到既改善疗效又减少副作用的目的。我们的目标不是要削弱医生在患者护理方面的作用，而是要通过提供有强大动物和临床数据支撑的综合方法方面的信息来加强他们的作用。目前我们处在一个研究经费收紧的时期，资助创意或另类想法的经费更是少之又少，这正是我决定将本书的销售利润直接注入创治基金会和其他非营利性大学及研究所的原因。所以请行动起来、多买几本书吧！将它赠送给朋友和家人，这不仅是在帮助你所赠予的人，也是为我们开展的衰老、癌症、阿尔茨海默病、帕金森病、心血管疾病、多发性硬化症、克罗恩病、结肠炎以及Ⅰ型和Ⅱ型糖尿病等疾病研究提供直接资助。（之所以列出以上具体疾病，是因为我们已完成所有这些疾病的基础性研究，并且正准备或已开始临床试验，有些疾病甚至已经完成临床试验，并发表了相关成果。）我们致力于通过广泛和创造性的思考，尽快将研究成果转化为更加完善、适用性强的治疗方法。虽然我们会继续在南加利福尼亚大学伦纳德·戴维斯老年学学院和美国最大最好的大学医院之一的凯克医学中心，以及意大利米兰的IFOM癌症研究所开展基础研究和临床试验，但我们更寄希望于与越来越多处于领先地位的医院和研究所合作。目前已建立合作关系的多所机构包括哈佛大学、梅奥诊所、德国柏林查理特大学医学院、莱顿大学和热那亚大学，等等。你可以通过浏览我的Facebook页面@profvalterlongo和创治基金会网站www.createcures.org了解我们研究的最新进展，包括即将进行的临床试验。

几乎每位给我写信的病人都提出了同样的问题：在了解到我提

出的FMD可以让人在不需要真正断食的情况下享受断食的所有好处
后，他们想知道在"断食"时究竟可以吃什么。作为回应，也为了
让每个人都能真正安全有效地用上FMD，我成立了一间名为L-Nutra
（www.l-nutra.com）的公司。在美国国家癌症研究所、国家老龄化
研究所和其他资金来源的资助下，我们首先专门针对癌症患者开发
了一款经临床测试的FMD产品（Chemolieve®），然后又开发了一款
适用于所有人的FMD产品（ProLon®）。我在L-Nutra公司的全部股
份收益都用于创治基金会和其他开展相关研究的非营利组织。（从
L-Nutra公司我既没有领取薪水，也不收咨询费，当然，如果要完
全公开信息，那么我确实享受了最低限度的费用报销。）虽然我没
有直接参与定价决策，但我承诺并确保L-Nutra公司的产品在不影
响质量或公司发展的前提下尽可能经济实惠，并且销往世界各地。

　　目前ProLon产品已可通过美国的L-Nutra网站购买，并在医生
和其他医疗保健专业人士的圈子里赢得了良好的口碑。Chemolieve
正在几个主要的癌症中心进行测试，包括南加利福尼亚大学、梅奥
诊所和莱顿大学。一旦研究资金到位，就会有一长串研究机构排队
等候对多种疾病和病症进行FMD干预试验。

　　许多患者已经迫不及待，他们想知道购买这些产品后是必须在
监管下使用，还是在家里自行操作FMD就可以了。解答时，我总
会先提醒大家，我提供的日常长寿饮食方案当中，有一半是我们在
任何超市都能买到的食物，因此不需要特别监管或特定的配方产品。
单是长寿饮食就足以帮助预防和治疗多种疾病，同时可以减少推荐
实施的FMD频次。即便如此，当涉及FMD时，在收集了许多患者
以不同方式进行治疗的经验（无论是使用配方产品还是受到监管）
后，我的结论是：它的实施的确应该配合使用经过临床测试的配方

产品，而且最好是在注册营养师或医师的监管下操作。尽管所有成分都是绝对安全的，但断食和FMD既可能产生抵抗衰老和疾病的强大效果，也可能导致副作用，某些情况下副作用还很大。如果使用经临床检验的产品，加上正确的筛选和监管机制，就能最大限度保障其安全性和有效性（绝大多数专家建议，任何超过一天的断食，都必须在诊所或专业医务人员的监督下才可以实施）。经临床检验的 ProLon FMD 产品允许大多数人在家节食。但如果你身体健康，尤其是在第一次进行FMD之前，只要条件允许，我们还是强烈建议你咨询注册营养师。如果你被诊断出患有某种疾病，则必须先征得医生的同意方可进行。你也可以通过L-Nutra网站了解相关信息和专家。

第一章 | 卡鲁索的泉水
Caruso's Fountain

回到莫洛奇奥

从意大利最南端向北驱车1.5小时，你就会到达卡拉布里亚地区一个名为莫洛奇奥的小镇。它的名字可能源自希腊语molokhē，意为"锦葵"，是一种开鲜艳紫花的药用植物。在小镇的中央广场，有一个可安全饮用的喷泉，其冷水为来自阿斯普罗蒙特山脉的地下泉（见图1-1）。

1972年，我5岁时，母亲前往莫洛奇奥照顾生病的祖父，我也在那里住了6个月。多年来，我的祖父阿方索一直没把疝气当回事儿。如果护理得当，这原本是一种可以治愈的简单病症。他去世那天，所有人都呼喊着他的名字试图唤醒他。我走进房间说："难道你们看不出他已经死了吗？"我和祖父关系非常亲密，他的死让我悲痛万分。即使我当时还是个孩子，但我觉得解决衰老和死亡问题是我注定要做的事情，我必须想办法掌控这种局面。

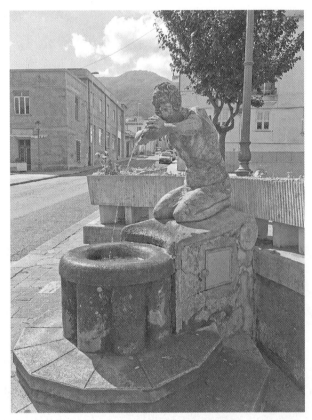

图1-1　莫洛奇奥广场的喷泉

　　萨尔瓦托雷·卡鲁索是我们在莫洛奇奥的邻居，和我祖父的年龄相仿。2012年，在我祖父去世40年后，由于我的研究小组发现依据莫洛奇奥长辈饮食习惯得出的低蛋白膳食模式，与美国居民低癌症和总体死亡风险相关，所以我和萨尔瓦托雷得以出现在同一期学术期刊《细胞代谢》中。108岁的萨尔瓦托雷站在卡拉布里亚橄榄树丛中的封面照片占领了《华盛顿邮报》和全球众多媒体的版面。两年后，萨尔瓦托雷成为意大利最年长的人，也是居住在莫洛奇奥的4位百岁老人之一。由于当时只有大约2000人居住在那里，这意味着，莫洛奇奥是世界上百岁老人比例最高的地区之一（是日本冲绳县的4倍，冲绳按面积计算据说是百岁老人所占比例最高的地区）。

萨尔瓦托雷于2015年去世，享年110岁。从1905年出生后不久，他就开始饮用莫洛奇奥的喷泉水。鉴于镇上许多人都出奇地长寿，我们不禁会想，这可能是离我们最近又实实在在的青春之泉了。尽管这只是一个有意思的想法，但以我大部分时间在研究长寿这门科学的情况来看，其中的真相真的让人十分着迷。你不必亲自前往莫洛奇奥一饮青春之泉，但如果你真的去了，你将会从百岁老人那里学到许多关于长寿的秘诀。

从传统到科学

无论是机缘巧合还是命中注定，我都走上了一条用独特而宝贵的视角来看待不同饮食和文化的道路。从我童年在莫洛奇奥度夏时的卡拉布里亚饮食，到我在热那亚长大时的鱼素者利古里亚饮食，到芝加哥和得克萨斯州的美式大份饮食，再到健康意识浓厚的青春圣地洛杉矶，我品尝过各种各样或好或坏，以及营养绝佳的食物。这帮助我提出了食物、疾病和长寿之间联系的假设，也让我意识到要了解人们如何能够长寿、健康地生活，我们不仅需要基础科学、流行病学和临床研究方面的知识，还需要调查现有的长寿人群。

虽然我当时并没有意识到，但我无疑是在拥有世界上最健康传统饮食的两个地方长大的。与意大利其他以肉类（如托斯卡纳）或浓奶油酱汁（拉齐奥、艾米利亚－罗马涅）闻名的地区不同，利古里亚和卡拉布里亚保留了以复合碳水化合物和蔬菜为基础的美食，包括蔬菜通心粉汤、苏果面（一种带有蔬菜馅并配核桃酱的馄饨状意大利面）和鹰嘴豆烤饼（使用鹰嘴豆和橄榄油）等。小时候在卡拉布里亚度夏时，我们过着简朴的生活。差不多每天早上，我的哥哥、姐姐，或者我都会上山去面包店购买新鲜出炉、热气腾腾的面包。这种面包是全麦做的，颜色较深。大约每隔一天的午餐或晚餐，我们会吃一顿含有少量面团和大量蔬菜（特别是带着豆荚煮熟的青豆）的意大利面食。另一种常见的食物是鳕鱼干——一种类似于威尼斯特产咸鳕鱼干但不含盐的干制鳕鱼，作为蔬菜的配菜一起端上桌。我们小时候饮食中的其他通用食材有黑橄榄、橄榄油，还有大量西红柿、黄瓜和青椒等。肉类是每周只吃一次的稀罕物；只有在星期天，才能吃上自制的肉丸子通心粉，每人两颗，或者有时是一小块牛排。最常见的饮料有水（来自山泉），当地的葡萄酒、茶、咖啡和杏仁奶。早上我们通常喝羊奶而非牛奶，餐间我们只可以吃花生、杏仁、榛子、核桃、葡萄干、葡萄或玉米棒。晚上8点左右吃完饭后，通常要到第二天早上才能吃东西。即使是乡村庆祝集会上的甜品也是用坚果和干果制成的。我们通常会吃格兰尼它冰糕（一种介于果汁冰沙和冰糕之间的冷冻甜点）而不是冰激凌。由于是用大量的水果做成，在我看来，这是世界上最好的甜点了，但含糖量确实不低。为找个做得好点儿的店，我们须沿着镇上的公路走9.7千米到陶里亚诺瓦镇。

热那亚及其辖区利古里亚的传统饮食可以说和卡拉布里亚的一样健康。它不仅含糖量低，而且包含大量蔬菜、鹰嘴豆、橄榄油、凤尾鱼、鳕鱼和贻贝，这些都是本书倡导的长寿饮食的重要组成部分。

从利古里亚人到芝加哥人

12岁的我，会经常把自己锁在房间里并将扩音器调到10级，用我的电吉他跟着恐怖海峡乐队（英国著名乐队）、吉米·亨德里克斯（美国著名的吉他手、歌手和作曲人，被公认为流行音乐史中最重要的电吉他演奏者）和平克·弗洛伊德乐队（英国乐队）的专辑一起演奏。那时我的梦想是去美国成为一名摇滚明星。1984年，这个机会来了，16岁的我离开热那亚，和我的姑妈一起定居芝加哥。作为一名少年音乐发烧友，我背着露出背包的吉他、拖着便携式扩音器来到了芝加哥郊区梅尔罗斯公园的一个小型意大利移民区。我的英语口语太差了，以至于移民局官员在我的护照上盖了"不会讲英语"的印章。芝加哥的音乐氛围简直棒极了。我跟着当地著名的比波普爵士乐演奏家斯图尔特·皮尔斯学习吉他演奏。我最感兴趣的是摇滚乐，但我知道，要成为一名优秀的摇滚吉他手，就必须学习演奏爵士乐和比波普爵士乐。周末时，我会偷偷溜出姑妈家，乘高架火车（L-train）到市中心，整晚都和那些志同道合的音乐家挤在布鲁斯俱乐部。

在融身世界一流布鲁斯音乐的同时，我也接触到了世界上最不健康的食物——我视其为"心脏病诱发性饮食"。当时我对营养和衰老还一无所知，但记得我曾想过：一定是有着风之城别称的芝加哥的饮食有问题，因为我那里的许多亲戚（大多是卡拉布里亚族人）死于心血管疾病。总体来说，这种现象在意大利南部相对少见，在我的大家庭中更是罕见。

这些美国南部的意大利人早餐吃的是培根、香肠和鸡蛋，午餐吃大量意大利面、面包和肉类，晚餐通常还是肉食。此外，他们还会消耗大量奶酪、牛奶以及高脂高糖的甜点。久负盛名的芝加哥比萨所含奶酪提供的热量要远高于面饼。他们喝的饮料通常是苏打水或同样高果糖含量的果汁。更糟糕的是，芝加哥人吃的大部分食物是油炸的。所以，我所认识的很多人到30岁时已经超重或肥胖就不足为奇了。虽然我从没有胖过，但在芝加哥的3年里，我和其他人是一样的饮食习惯。我的身高飙升至1.89米，比我父亲高了近20厘米，比我哥哥高了近10厘米。这可能是因为我的饮食中突然增加了各种各样的肉类，不仅含有蛋白质，可能也含有类固醇激素。

我从芝加哥高中毕业后便南下到了著名的北得克萨斯大学音乐学院学习爵士乐表演。在我加入陆军预备役以支付我在得州的教育费用之前，我从来没有想过自己会比在芝加哥吃得还多、变得更壮。抵达肯塔基州诺克斯堡的新兵训练营时，我加入了一个与海军陆战队一起训练并为将自己逼到极限而感到自豪的陆军坦克营。我们每晚只睡三四个小时，整天做俯卧撑和其他剧烈运动，当然，吃得也很多。

我在诺克斯堡度过了两个夏天，做了一些自己都不敢想象能做到的事情。这是我生命中最有难度，也最有价值的训练。陆军预备役教会了我在达到最高标准又尽量减少或消除错误的情况下如何迅速完成任务。我们的训练员脑袋里想的永远是不可能做到的事情：如果你能做50个俯卧撑，他们会告诉你应该做100个；如果你在12分钟内跑完3千米，他们会叫嚷着你应该在10分钟内跑完。我发现当有人等着见证一件事不可能完成时，结果却往往是可以实现的，比如我最终做到了在10分钟内跑完3千米。

军队的饮食主要以肉类和碳水化合物为主，只有当我们的跑步、俯卧撑和仰卧起坐综合成绩达到200分时才可以享用含糖苏打水作为奖励，这意味着，在不到两分钟的时间里须分别做70个俯卧撑或

60个仰卧起坐，以及在10.5分钟内跑完3千米。回想起来，我们都无法抗拒含糖饮料：我们是如此渴望喝到磷酸、焦糖色素和糖混合的饮料，以致每个人都羡慕能达到200分的极少数人。

这种饮食加上令人精疲力竭的运动规则，使我的块头更大、肌肉增加，也使我变得更强壮——至少我当时是这么想的。正如我在接下来的一章中会详细介绍的那样，我们最近的研究表明：富含蛋白质的饮食可以增加肌肉的大小却不一定等同于增加肌肉的力量；在促进健康的同时，周期性的低蛋白、低糖饮食与正常的蛋白质摄入量交替进行可能更有助于产生新的肌肉细胞（我们目前认为，这更多地与肌肉的力量而非大小有关）。在营地训练后的10年间，我的饮食中一直有大量的肉类、脂肪和蛋白质，然而我的体力和耐力却大大降低了。后来我慢慢转向长寿饮食，并坚持超过25年后，我又可以像19岁在新兵训练营巅峰时期那样做差不多数量的俯卧撑和仰卧起坐了。

在军队服役的规律生活，最终让我对不同类型的饮食是如何以及为什么能够在不影响肌肉质量和力量的情况下改善健康状况产生了兴趣。其中的答案就在于我协助创立的一个新领域——营养技术。从营养技术的角度来看，普通食物中的某些成分被视为一组复杂分子，在特定的剂量和组合条件下，这些分子可具有与药物类似的有益特性，可开发并用于延缓衰老和预防疾病。[1]

与进化同步

完成新兵训练营后，我来到位于达拉斯北部得克萨斯州的丹顿，即北得克萨斯大学所在地。北得克萨斯大学拥有世界上规模最大、最优秀的爵士乐表演专业，我将在那里攻读爵士乐表演的本科学位。这个专业难度极大，要求新生全力以赴，每周7天、每天16

小时进行练习。当时的爵士乐大师，像钢琴家丹·黑勒和吉他演奏家杰克·彼得森都是我的老师。

在我作为一名科学家的职业生涯中，许多知道我最初是一名爵士音乐家的人，都很好奇我的人生方向为何会发生如此巨大的转变。虽然音乐和科学表面上截然不同，但事实上，你可能会惊讶于音乐训练如何惠及我的实验室工作，并激励我采用创新性的手段获取科学发现。

如果你从小就接受过和弦识别的训练，那识别频率和音程就不在话下了。就像学习一门新的语言时小孩子首先需要辨别口头的词语并理解它们所表达的意思一样。然而，很大程度上，我只是一个通过聆听自学成才的吉他手，所以突然接触一门新的语言对我来说尤其具有挑战性。在爵士乐课程中，我学会了如何用一种我一直都熟悉的有声语言去理解和写作。

同样，作为一名科学家，你无时无刻不在观察，但如果你无法将观察到的内容转化为数据或假设，那么这种观察就毫无价值可言。事实表明，音乐训练对我发现人为何会衰老以及它与营养之间有什么联系等诸多方面至关重要。当我开始研究衰老时，任何人都观察得到机体的老化并怀疑基因在某种程度上参与了这个过程；但科学界并不知道如何将这些观察结果转化为可量化的遗传和分子机制解释。生与死如何才能和谐，又有什么规律？我们怎样才能破解和转录这些极其复杂的过程，以便可以采取相应的行动并改变它。

我喜欢用一个类比来说明音乐训练是如何启发我进行科学探究的。通过类比，我试图解释当前盛行的"自由基"衰老理论究竟有何不足。该理论将抗氧化剂（例如较大剂量的维生素 C）视为唯一能延长人类健康寿命的手段。我的类比是：试图通过增加维生素 C

的摄入来延长寿命无异于试图通过增加大提琴演奏者的数量来提升莫扎特交响乐的表演效果。大提琴是一种美妙的乐器，但要改进莫扎特的交响曲，单靠增加大提琴的数量是行不通的，你需要的是一位比莫扎特更优秀的作曲家。人类的健康长寿比莫扎特的交响曲要复杂得多，它经过了数十亿年的进化才达到目前近乎完美的状态。正如我们不能指望通过简单的补充就能让一件近乎完美的事物进一步完善一样，仅靠喝点儿橙汁就能活得更健康、更长寿的想法也不切实际。那么补充抗氧化剂甚至没能让老鼠延年益寿就不足为奇了。

作为一名科学家，音乐学习过程中的即兴演奏和创作训练同样使我受益匪浅。这两者既是爵士乐的重要元素，也是科学研究的重要元素。即兴演奏要求你结合表现的内容即时而充分地理解所听到的内容，马上做出反应并与之无缝匹配。然而这才刚开了个头，因为在爵士乐中即兴演奏最终会跳出和弦的进程，还经常违反古典音乐中从来不会违反的规则。尽管如此，即兴演奏者对于和弦的存在总是心中有数，而且一旦违反规则就必须遵守远比它灵活的新规则。在科学领域，这项技能可以让你留意那些可能是新的或令人诧异却不乏依据的想法，而不是寻找那些只是之前有过突破性演绎的新潮发现。就创作训练而言，它会逼着你写出从没有人写过的音乐；但与即兴演奏不同的是，音乐必须是结构化的，所有的旋律与和声以及演奏的乐器与演奏方式都必须予以确定。在科学和医学领域，音乐作曲家的创作方法可以促使你去寻找新的想法和假设，但这种推动作用要求有数学基础，并与人体及所处历史相协调。我称之为与进化同步。例如，我将在书中另外展开讨论，如果使用一种药物去降低血糖，就没有考虑人体的机能和谐，因为这种药物可能正在破坏机体的某些正常功能。虽然这在短期内也许能解决问题（降低血糖），但从长远来看，通常也会引发新的问题（副作用）。相反，如果我们能更新那些导致高血糖的胰岛素抵抗肌细胞并让它们进一步发挥作用，我们做出的改变就可以维持甚至增进人体机能和谐。此外，如果通过模拟我们过去和远古时代生物体的生存环境和条件，实现更新，那么我们不仅充分利用了身体机能和谐，也实现了"与进化同步"，因为这个过程与我们历史的"生活频率"是匹配的。断食是本书的主要内容，因为从细菌开始、在智人出现之前的数十亿年间，所有生物体都经历过饥饿，断食可以激活与进化一致的协调反应。因此，这显然是我们能够重新去发现以促进协调变化、不破坏人体和谐最有力的干预措施之一。

如果没有科学家和研究人员跳出固有的知识结构并对新的可能性和想法持开明态度，就不可能有那么多伟大的科学和医学发现——从亚历山大·弗莱明发现青霉素，到詹姆斯·沃森和弗朗西斯·克里克等人揭开DNA结构的面纱。

正是在北得克萨斯大学，我做出了从学习音乐转向研究自然科学的决定。在我读大二的某一天，一位学业顾问问我何时注册音乐教育这门需要指导一支军乐队的课程。起决定性作用的正是这支军乐队。我从没打算要指挥一个军乐队！首先，我是一名摇滚音乐家，但另一方面，这真的是我想要的生活吗？突然之间，我不这么认为了。我至今仍弹吉他，但在得克萨斯州丹顿的街头上游荡了几天后，我决定要把毕生精力用于研究我们如何变老，或者更确切地说，我们如何尽可能长时间地保持年轻和健康。

我注意到我认识的一些30多岁的人都在担心"变老"，而40岁似乎是人们开始容易罹患重大疾病的年龄。当时20岁的我不禁疑惑：为什么我们不能把这个岁数往后推到50岁、60岁，甚至更远呢？老龄化给我提供了一个绝佳的机会，因为它结合了一项不可能完成的科学任务，即理解我们为什么会变老和死亡，以及我刚刚开始理解的想法：我们如果在衰老过程中发挥有效作用，就能延缓衰老甚至预防许多常见的疾病，尽可能地保持年轻和健康。

除了音乐训练，我另外一个背景因素在职业生涯中也助了我一臂之力，那就是自我怀疑。决定转专业后，我去见了生物化学系的主任，很兴奋地与他讨论了我的新专业。说得婉转些，他对一位从未上过生物学课程的爵士乐表演专业的学生想转到生物化学专业去研究衰老持高度怀疑态度。他说我一定是疯了，我应该坚持不了一个学期的学习。他的反应让我有所踌躇——也许他是对的。我的父亲是一名警察，而我的母亲完全符合我成长时周围的社会文化规范，是一名家庭主妇，只是偶尔做做缝纫。我的父母都是从南方移居到热那亚的，他们接受的教育止步于小学。所以我不确定我是否可以做到。也许我太自以为是了，也许认为自己能跟上新专业学习的想法本身就是荒谬的。现在回想起来，我认识到，或许正是这种怀疑帮助我迈向了成功——成功地学习新专业课程并成了一名科学家。我实验室的座右铭和一贯作风是"妄想狂"。一方面，我教导学生永远不要相信自己得到的结果，也不要相信别人的，要时刻准备着一些事情会出错——他们为之兴奋不已的了不起的成果一旦进一步审查和实验，或者换一个角度来看，很可能会发生改变；另一方面，我告诉他们一切皆有可能，要大胆地去思考，如果你能想到它，或许你也可以做到。

我们的大众文化把科学家刻画成自信的领导者，他们对自己在做什么以及将取得的成果信心满满。这的确是我在大学和医院时经常遇到的工作心态。虽然我还在上大学时就明白自信是允许傲慢篡夺知识的方式，但我相信，最具革命性的发现来源于创新和怀疑。因为它们首先表现为疯狂的想法，而后会经历一个让它们变得真实和可重复的艰苦过程。

那时我并没有让怀疑阻止自己前进，一年后我在生物化学专业的学习中脱颖而出，并在曾极其质疑我的那位博士的实验室工作。不久，我就要每天开车97千米去得克萨斯州一位一流的衰老研究专家罗伯特·格雷西博士的实验室工作，在那里，我开始研究衰老最关键的一个因素：蛋白质受损的过程。我们可以将蛋白质视为支持有机体的砖块，也可以将其视为使生物信息在细胞间或细胞内传递的配电盘。例如，生长激素是在血液中循环流通的蛋白质，通过激活细胞表面的生长激素受体促进人体的生长。和所有蛋白质一样，在衰老过程中，生长激素会发生改变和受到破坏，从而影响其功能。格雷西博士的研究小组当时正研究如何能逆转这种蛋白质损伤，而这项研究将成为我在长寿这个非比寻常的领域的研究开端。

我在得克萨斯州的整个本科学习阶段，汉堡、炸薯条和其他不健康的食物，尤其是得克萨斯–墨西哥风味食品，一直是我的日常饮食。得克萨斯–墨西哥风味食品是最糟糕的食物成分组合，通过把所有食物煎炸并添加劣质奶酪和肉类，将相对健康的墨西哥菜肴变得非常不健康。尽管有了新的研究领域，但我还没有想到饮食可能会影响健康，甚至让我患上疾病。不出所料，大学毕业几年后，我的胆固醇和血压都居高不下，医生们给我开了一大堆他汀类药物和高血压药物。但那时我已经加入了加利福尼亚大学洛杉矶分校罗伊·沃尔福德博士的实验室，他是世界领先的营养和长寿专家，这意味着，我的饮食和生活都即将发生变化。

第二章 | 衰老、程序性寿命与年轻学
Aging, Programmed Longevity, and Juventology

我们为何会衰老

本书与大多数营养学书籍的区别在于重点关注如何保持机体年轻，而不是治疗某种疾病或者特定的状况。所以，理解衰老是个怎样的过程以及哪些策略能最安全有效地延缓衰老就显得格外重要。

"衰老"是指随着时间推移发生在生命体上的变化或物体的老化，这些变化不一定都是消极的。实际上，尽管年老会让人类及其他生命体表现出功能障碍，但一定程度上，变老也意味着成熟、能带来某些方面身体机能的改善。例如，纽约马拉松优胜者大多是30多岁的选手，但不少排名靠前的选手年龄已经40岁出头。这意味着随着年龄的增长，人的身体整体上也可能发生积极的变化。

回到我们为什么会衰老的问题。环顾四周，显然所有物品，包括房子和汽车，都会老化或功能衰退。那么人类及其他生命体又怎么可能摆脱衰老和死亡呢？

　　查尔斯·达尔文和阿尔弗雷德·华莱士各自独立提出的自然选择学说很好地解释了物种的进化，认为生命体的保护机制，比如逆境条件下的DNA修复，是出于生育健康后代的目的。通过数百万年的进化，随着各生命体繁殖健康后代能力的不断提高，其寿命往往也得以延长。达尔文和华莱士同样设想物种的衰老和死亡是预设的生命程序，如此一来，在对物种有利的情况下，比如为避免该物种过度繁殖，就可以让生命体提前衰老或死亡。这好比现代企业设定65岁强制退休制度是为了保证年轻人获得就业机会，从而保障企业的长远发展。但后来两位科学家都放弃了"程序性衰老"的假设，这是因为当时计算机建模、分子生物学和遗传学等现代工具还闻所未闻，很难验证该假设的科学性。

　　150年后，我的实验室发现了第一条关于"程序性衰老"的证据。正常的面包酵母菌寿命较短，可以牺牲自己繁殖子代。我们通过基因工程技术敲除面包酵母中的两个衰老相关基因得到一种长寿命面包酵母菌，这种菌株不会衰老，但失去了繁殖后代的能力，一旦死亡，就会绝种。换句话说，基因变异使酵母菌表现得更加自私、寿命延长，却造成其繁殖健康后代的概率降低。是否人类也存在"程序性死亡"，这有待进一步研究考证。

　　为充分理解"程序性衰老"，首先需要明白进化生物学最具争议和挑战性的理论，即种群选择。种群选择的理论基础是认为个体可以无私地牺牲自我以使整个种群得到保护或者受益。

　　鸟类飞行时总有一只领头者为了成全集体在承担额外的风险。有人认为这种种群内的无私行为只是分内之事，而领头者个体也将从中受益。大多数情况下，这一看法是有争议的。但如果一个生命体为了种群内其他个体的利益而死亡，无论是死于意外（即不具目的性）还是程序性衰老以服务于其他个体的利益，都毫无疑问是不能界定为自私行为的。过去10年间，我曾在多个场合同学术界的专家公开辩论过"程序性衰老"和"自然衰老"究竟孰是孰非。其中在得克萨斯州和加利福尼亚州的两次会议上，现场科学家甚至需要对他们赞同的理论进行投票。尽管投票结果和接下来的讨论都显示我已经说服了接近半数的参会者，但这两次我的主张都没有得到大多数人的支持。这是为什么？事后分析原因，我想应该是"自然衰老"进化论已被当成真理广泛接受，以至于连大多数科学家都不愿意费神考虑另外一种说法。为尽可能实现健康活到110岁的目标，就要认真考虑"程序性衰老"理论、利用程序进化来延长寿命以应对环境变化。例如，上文提到的"利他型死亡程序"被灭活已表明是饥饿造成的，这说明没有食物供应时个体不会再因为利他而死，其中的原因或许是此时没有其他个体会在旁边等着受益。

目前已有数百种关于衰老的理论假说，但大部分假说流于片面而且相互重合。例如，当今较为流行的自由基学说，认为活性氧及其他作为氧化剂的活性分子可以对所有的细胞和机体组成部分造成氧化破坏，就像金属接触了氧气和水容易生锈一样。汤姆·柯克伍德提出的"一次性体细胞理论"是另一个被广泛认可的衰老假说。他认为生命体在生育、后代成长和自身等方面如此投入，归根到底是出于生育健康子代的需要。我们身体的体细胞只是生殖细胞——卵细胞和精子中遗传物质的载体，一旦生育了足够多的子代，亲代就可以死亡了。虽然听起来不敢恭维，但按照这种假说，我们的身体也只不过是DNA的一次性载体。

由于这些理论仅关注衰老过程而忽略了机体保持年轻的潜能，15年前我提出了"程序性寿命"学说用于解释衰老。我设想生命体或许真有能力通过加强自我保护机制抵抗衰老，进而有助于预防疾病提高生活质量。也就是通过改变原有的"程序性寿命"，达到推迟身体脆弱和各种疾病到来的年龄。比如我们可以设想将衰老由50岁推迟到70岁。如果能够实现，大家可能会有疑问，为什么该"程序性寿命"会一直处于停滞状态呢？

问题的原因并不是没有办法将保护机制和繁殖能力最大化，而是现有的保护已足以完成这项任务。另外，历史上人类的生育率要比现在高很多，人们关注于繁衍新个体而忽视通过延长寿命增加人口数量。在历史上的大部分时间，保护和修复机体延长寿命的代价要远远高于繁衍子代维持人口数量。

打个比方，有没有可能造出一架比现有飞机拥有更长的飞行年限，并且性能方面还毫不逊色的飞机呢？答案是肯定的。至少可以通过以下两种方式实现：①给长寿命飞机单位飞行距离提供更多的燃料和维护保养；②相同的燃料消耗和保养成本条件下，通过改进技术来减少对飞机的折旧损耗。

对于人类如何实现寿命的延长，同样是从两个方面入手：①为人体提供更多能量用于机体自身的维护，例如DNA修复、细胞更新等；②不增加能量供应的情况下，可借助更加充分地利用能量为机体提供保护，从而更长时间维持正常的生理功能。

但是，从进化的角度分析也许没有必要刻意去延长人类寿命。因为出于人类继续繁荣发展的考虑，在80岁左右衰老和死亡是很容易被接受的。如果想再多活30年，会不会被认为有些自私？有没有可能通过改进机体的自我保护和修复机制保持年轻或者变得年轻？我们是否已经给机体提供了最大限度的保护？

我相信，而且已有研究数据表明，答案是否定的。事实上，我们可以通过改进保护系统使机体继续正常工作。如此一来，我们就不会像现在的40～50岁，而是要延长至60～70岁，身体才开始衰退和生病，甚至永远都不会感染某些疾病。在接下来的章节中，我将阐述如何通过基因调控和饮食干预做到不仅延迟而且消除小鼠、猴子乃至人类的大部分常见慢性病以延长实验动物和人类的寿命。这些生物学效应的基础正是我提出的"程序性寿命"的概念：一套通过细胞保护和更新让人保持健康、年轻，从而延长寿命的生物学策略。

年轻学

科学家对衰老之谜的理论研究乐此不疲，但这对普通人来说意义甚微。在我的"程序性寿命"学说当中，重点不是我们怎样和因何而老，而是如何保持年轻。正是基于这一重要差异，我新造了"年轻学（juventology）"一词专指这一研究范畴。"年轻学"与"衰老学"有哪些差异呢？可以说是天壤之别。

如果你想知道汽车为什么会老化、性能减退，可以打开引擎盖看一下，你会发现发动机随着时间推移慢慢生锈。想要汽车使用得更长久的话，可以在汽油和机油中加入抗氧化剂。这本质上也是"自由基衰老"学说提倡的一种延寿方式。但是摄入维生素C能否改善整个身体的机能呢？就像我之前讲的，增加一部大提琴会不会改善莫扎特交响曲的音效呢？正确的做法应当是重新谱一首更好的曲子。为避免引起争论，姑且认为添加抗氧化剂可以发挥延缓衰老的作用，但随着衰老进程的继续就会发现抗氧化剂的作用微不足道。然而，如果车主每10年对发动机进行一次改造，更换损坏的部件，就会使汽车始终保持良好的驾驶性能。

人体同样适用以上法则：我们可以试着找到衰老的原因并尝试阻止衰老，或者找出衰老的器官定期更新。如果能够更新器官，不论什么原因，氧化应激或者其他机制引起的衰老就都无关紧要了。所以，保持年轻的靶标应该由防止衰老损伤转向改进防护，尤其是修复和更新组织。

不论哪种情况，机体总会随着时间的推移而衰老，但如果能让机体更长时间地维持健康，身体就会启动保护、修复和更新机制以使器官长时间充满活力，维持正常运转。这也是基于老年病学／衰老学的抗衰老方法和更有效的基于年轻学保持年轻的方法之差异所在。应当注意的是，保护机体免于衰老损伤也很重要。毕竟，我们还远远没有达到完好无损地修复和替换生物大分子、细胞和组织的水平。因此，最好能把老年病学和年轻学的方法有机地统一起来执行。

在本书中，我将详细解释膳食干预如何对机体产生保护、更新和年轻化效应。正如我的实验室研究发现，营养素和寿命基因密切相关，相关基因被激活后可以促进细胞重新编程和更新，延长机体健康状态，从而使我们的健康寿命最大化。

衰老基因及其调控网络的发现

想要保持年轻，我们必须将"青年期"从40 ~ 50岁至60 ~ 70岁甚至更长年龄段进行重新编程。为了学会如何编程寿命，我需要对其中的分子机制做深入的研究分析。本书后续描述的膳食干预结果部分来自于我实验室的相关研究。

1992年，我来到加利福尼亚大学洛杉矶分校（简称UCLA），成为当时全球顶尖长寿研究中心的一名博士生，专攻与寿命相关的遗传学和生物化学。我暂时放弃了成为摇滚吉他手的职业规划，尽管研究生阶段前3年在洛杉矶和西海岸旅行的时候还偶尔有演奏表演。可能是受到来自好莱坞永远保持年轻信念的影响，洛杉矶两所相互较劲的大学在衰老学领域都有大师级教授：UCLA的病理学家罗伊·沃尔福德和南加利福尼亚大学（简称USC）的神经生物学家迦勒·芬奇。

　　我选择到沃尔福德实验室做与博士论文内容相关的研究。在他的指导下，我研究了热量限制的健康效应，以小鼠和成年男性作为研究对象，观察每天减少30%热量摄入对衰老和寿命的影响。但是罗伊教授只通过视频连线指导我的论文工作，因为他和另外7个小组成员参加了一项在亚利桑那沙漠中部开展的"生物圈2号"全封闭试验，要与世隔绝两年（见图2-1）。这项自我流放试验的目的是探讨人们能否以及如何在一个完全封闭、需要自行生产所需食物的环境中生存。它有助于观察当处在完全人工调控的环境中时人们的反应，试验结果或可帮助我们了解宇宙空间站的生活状态。为期两年的低热量饮食也是试验内容之一。两年后，我去亚利桑那迎接走出"生物圈2号"的8位勇士。发现他们极度消瘦，并且看上去愠怒不已。

　　在UCLA沃尔福德实验室学习两年后，我对衰老的秘密仍是一知半解。老鼠同样是一个复杂的生物体，短时间内难以鉴定出调控和影响衰老的关键基因。加上回想起"生物圈2号"受试者愠怒的表情，让我觉得应该有更好的方式取代通过热量限制延缓衰老，我急切地想找到新方案。这促使我转到了生物化学系的琼·瓦伦丁和伊迪丝·格拉尔实验室，利用面包酵母菌研究衰老，因为酵母菌为单细胞生物，很方便进行基因工程操作，可以明确生存、衰老和死亡的分子机制。

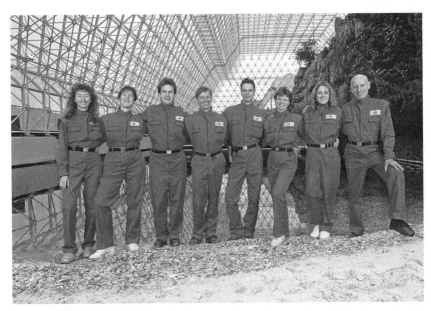

图2-1　罗伊·沃尔福德（右一）与"生物圈2号"试验成员在试验前合影（1991年）

　　对于大多数人而言，酵母只是面包和啤酒的一种成分，然而面包酵母也是学术界广泛使用的一种研究模型。这种单细胞生物具有价格便宜和容易操作的优点。科学家甚至不需要实验室，在家就可以开展酵母菌试验。面包酵母菌仅有6000多个基因，很容易插入或者敲除某个基因进行基因改造。

　　包括我和麻省理工学院布莱恩·肯尼迪在内的一个科学家小组都认同要了解人类如何变老，最简单易行的途径莫过于通过酵母菌这样的简单生物来明确衰老相关基因，然后外推到老鼠和人类。然而其中的风险不容小觑：万一关于酵母菌如何衰老的发现跟人类不相关怎么办？大部分科学家认为，对老鼠和人类开展的研究才是衰老的真相所在，因此对我们在类似酵母菌这样非常简单的生物体上做实验不以为然。

但是我相信酵母菌调控试验能够说明衰老的分子机制，因此下定决心去试验，风险很大，却值得去尝试。我的第一部分研究内容是找到研究衰老的新方法。通过酵母菌研究衰老的传统方法统统采用一种叫"繁殖能力衰退"的试验，这类似于测试人类女性最多能生育多少个小孩。我建立了一套新的研究方法，将它命名为"酵母菌时间点寿命"，然后用于鉴定一系列重要的衰老相关基因。根据这种方法可以推断出衰老的时间点，也就是说，如果应用在人类或老鼠身上，可以每隔一段时间估算出生命剩余的时间。1994年，还没有人鉴定出任何一个物种调控衰老的基因。得益于科罗拉多大学汤姆斯·约翰逊和加利福尼亚州立大学旧金山分校辛西娅·凯尼恩的出色工作，大家首次认识到线虫体内存在寿命调控基因。遗憾的是，他们没能明确是哪些基因以及它们如何发挥作用。

UCLA是科学界的天堂，仅药理学和生物化学系就有3位诺贝尔奖获得者和7位美国科学院院士。我的身边有多位伟大的遗传学家、生物化学家和分子生物学家，他们随时乐意提供帮助。我甚至不用预约和敲门，因为包括那些诺贝尔奖获得者在内的科学家，办公室的门始终敞开着。

即便如此，我们也没有透露自己在研究衰老问题。尽管10 ~ 15年之内该领域就呈现出爆炸式的发展，但在当时，衰老研究无疑是鲜为人知乃至疯狂的研究领域，而我们小组成员则被视为格格不入的一群人。每当有人问起我做的是什么研究时，我总会避重就轻地回答："自由基生物化学。"

仅仅一年之后，利用课题组建立的方法，我们取得了两项重要发现：①给酵母菌断食，仅提供水分，它们的寿命可以延长一倍；②蔗糖是一种可以加速酵母菌衰老和死亡的营养素，蔗糖激活RAS

和PKA基因，这两个基因的表达产物可以加速衰老，同时使保护机体免于氧化及其他损伤的酶和因子失活。

　　到生物化学系工作不久，我就鉴定出了第一个调控衰老过程的基因及其完整信号通路，这些都要归功于面包酵母菌这种简单的生物。

　　该系统如此简单新颖，以至于科学界都难以置信、颇感费解，更不用说接受生理老化系统和促衰老糖通路的发现。前沿科学期刊拒绝发表我和导师非同寻常的研究成果，我索性将这些研究发现以及另外两篇被冷落了好几年的论文利用起来作为我博士论文的基础。

　　直到1996年才总算有人对我的发现产生兴趣。当时处于领先地位的衰老研究都以蠕虫为研究对象，其中汤姆·约翰逊正试图鉴定出一种让蠕虫活得更久的未知基因。受他邀请，我在一次会议上报告了我关于"糖通路"的数据分析。报告结束时，屋子里鸦雀无声。衰老研究领域的风云人物在多年后都成了我的同事和朋友，但他们当时看我的眼神就好像我是一个头上长角的怪物——毕竟他们对我所研究的系统（酵母菌的生理老化）以及所鉴定的基因闻所未闻，而且几乎没有人相信如此迥异的生命体的衰老会受到相似基因和原理的影响。

　　几年后，为了继续寻找我的酵母菌研究和其他团队（目前又增加了哈佛大学的加里·鲁弗肯团队）的蠕虫研究之间的相似性，我在发表的一篇文章中提出，很多生命体（就算不是所有）衰老的方式大同小异，酵母、蠕虫、老鼠甚至人类实现更长寿命的基因和"分子策略"都是相似甚至相同的。[2]这简直如同异端邪说，绝大多数科学家不屑一顾。他们认为这是一个与人类衰老毫无关联的疯狂想法，因为它是基于微生物的发现。

我们关于糖激活基因的数据，连同氨基酸和蛋白质激活促衰老基因的发现一直到6年后才得以发表。[3] 又过了8年多，不同的实验室才在小鼠实验中证实了这些数据；10年后，我本人的实验室则拿出了表明相似的基因和通路可以保护人类免受衰老相关疾病侵害的初步证据。[4]

了解到生长基因（TOR-S6K）发生了寿命突变的"矮化酵母"可以比普通酵母长寿5倍，以及具有相似基因突变的"矮化蝇和侏儒小鼠"的寿命是普通老鼠的2倍，2006年，我开始研究与小鼠长寿记录相关的人的生长基因。通过我的同事、现任USC戴维斯·伦纳德老龄学学院院长平沙斯·科恩，我得以了解内分泌学家海梅·格瓦拉-阿吉雷的工作，他曾花了几十年时间研究厄瓜多尔一个因为缺乏生长激素受体而非常矮小的人群，他们的疾病被称作莱伦氏综合征（Laron syndrome）（见图2-2）。经过5年时间的共同努力，我们得出结论并发表了研究结果：尽管莱伦氏综合征患者的饮食习惯很糟糕（大量食用油炸食品）、生活方式不健康（吸烟、饮酒等），[5]但他们的癌症和糖尿病发病率比普通人群大幅下降（见图2-3）。这一发现让这个居住在厄瓜多尔偏远村庄的矮个子人群闻名遐迩——人人都想知道这群小个子的故事，他们似乎掌握着让每个人不受癌症、糖尿病和其他疾病侵害的秘密。我们甚至被邀请向教皇介绍我们关于莱伦氏综合征的研究情况。在记者的笔下，这些人成了不会得病的人。"我们吃什么并不重要，"莱伦氏综合征的受试者告诉记者，"因为我们对疾病具有免疫力。"当然，事实并非如此，他们当中，仍有少数人同时患有癌症和糖尿病；但比起同居一屋、吃相同食物的非莱伦氏综合征亲属来说，这些疾病在莱伦氏综合征患者身上很罕见，出现的频率也要低得多。最近，我们也发表了关于莱伦氏综合征一族的大脑功能的研究成果。我们的结论是，他们的认知能力普遍达不到他们实际年龄应有的水平。[6]换句话说，他们的大脑似乎比实际年龄要年轻，这与安杰伊·巴特克实验室发表的关于类似突变小鼠的研究结果是一致的。[7]在开展这些研究和多次前往厄瓜多尔后，这个国家（尤其是南部与世隔绝的安第斯山脉一带）对我来说成了一个神奇之地，因此只要有机会，我就会回到这个地方。杰米和我经常争论，但我们仍保持着密切的合作并铸就了深厚的友谊。

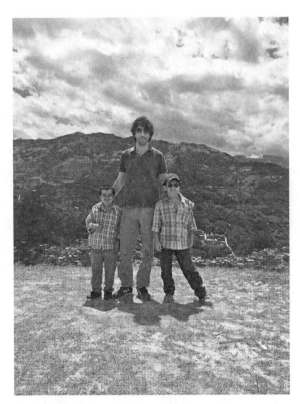

图2-2　我和莱伦氏综合征患者弗雷迪·萨拉萨尔·阿吉拉尔、路易斯·桑切斯·罗梅罗在他们厄瓜多尔的家乡

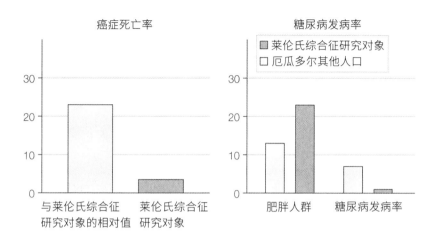

图2-3 生长激素受体突变可以保护个体罹患多种疾病

这些研究结果支持了我的理论最后的缺失部分。我的理论认为相似基因和长寿程序可以保护生命体（从简单的酵母菌到复杂的人类），抵御衰老和疾病。这些替代性程序，比如在莱伦氏综合征患者身上发现的，可能是生命体通过尽可能减缓生长和老化、同时刺激再生的方式来应对饥饿期演变而来的。这些厄瓜多尔人携带的生长激素受体基因突变似乎迫使身体进入并停留在一个"替代性长寿程序"中，其特点是高度保护性、再生性和低发病率。本书接下来将充分利用这些遗传知识来界定可以调节防止衰老和疾病相关基因的日常饮食以及定期的FMD。

联结营养、基因、衰老和疾病

风险因子是影响患上或死于某种疾病可能性的因素。例如，肥胖是一种公认的糖尿病风险因子，它可以使患病的概率增加5倍。

我们往往认为营养不良、缺乏锻炼以及我们从父母那里遗传的基因是导致疾病的主要风险因子，但通过监测不同疾病患者得病的年龄，我们就知道，衰老本身是导致癌症、心血管疾病、老年痴呆症和许多其他疾病的主要风险因子。根据最近的数据，一名20岁女性在未来10年内患上乳腺癌的概率大约是1/2000；而对70岁的女性来说，这一风险是1/24，几乎是前者的100倍。

正如我之前说的，本书和其他营养书籍的区别在于我的重点并不是达到健康的体重或无视治疗的长期效果研究某种特定疾病。如果衰老是所有重大疾病的核心风险因子，那么干预衰老本身要比试图预防和治疗各种疾病要明智得多。在治疗一种疾病上取得的巨大成功甚至会因为可能导致另一种疾病发病率的增加而显得微乎其微或无关紧要。例如，很少有人知道目前治疗癌症或心脏病仅能使人的平均寿命延长3年多一点儿。

老鼠的寿命约为2.5年，而肿瘤会在1.5岁时开始出现在小鼠体内；人的平均寿命超过80岁，而大多数肿瘤在50岁后才出现。相对而言，这是生命时期的相似比例。因此，我们可以通过作用于长寿程序来降低患癌和许多其他疾病的风险，现在我们已经知道可以通过饮食做到这一点。

图2-4显示了糖和蛋白质（氨基酸）如何影响被广泛视为加速衰老的关键基因和通路：西罗莫司受体-S6蛋白激酶（TOR-S6K）、蛋白激酶A（PKA）、Ras蛋白和类胰岛素样生长因子1（IGF-1）。为了最大限度地延长和重新规划人体的寿命，我们需要继续研究不同的饮食是如何控制这些基因的，然后将长寿程序应用于所有与衰老相关的疾病。（有关特定疾病的应用，请参阅第七章至第十一章。）显然，在世界各地大学主要由遗传学家和分子生物学家组成的多个

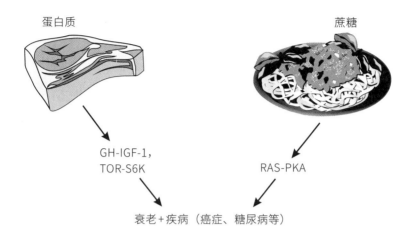

蛋白质

蔗糖

GH-IGF-1,
TOR-S6K

RAS-PKA

衰老+疾病（癌症、糖尿病等）

图2-4　蛋白质和蔗糖活化相关信号通路对衰老和疾病的调控作用

团队多年的努力下，我们通过简单生命体研究长寿的遗传和分子生物学机制的策略结出了累累硕果。

从研究衰老到解决医疗问题

继衰老研究之后，我在UCLA沃尔福德小组工作时养成的第二大爱好便是通过长寿的生物化学路径来解决医学问题。为优化疾病的预防和治疗，我们需要在分子和细胞层面上知道是什么导致了疾病以及如何使这些分子和细胞恢复到年轻、功能完备的状态。试图在缺乏这些信息的情况下治疗某种疾病就如同在不了解发动机或电气系统工作原理的情况下去修理汽车一样。当然，相对而言，修理汽车和飞机要比治疗病人的身体简单得多。

尽管这只是一种笼统的说法，但许多医学研究都建立在寻找针对疾病相关特定问题的药物的基础上。例如，为了治疗癌症，研究人员开发了化疗和其他更特殊的药物优先杀死癌细胞；为了治疗多发性硬化症和其他自身免疫性疾病，科学家们确定了一些蛋白质和药物以降低特定免疫细胞群的活性或其产生的炎症因子。我认为如果不是"与进化相协调"，这种方法就是有缺陷的、美中不足的；它将大大增效于与某种"基于寿命程序"的方法相结合，这种方法最好是唤醒某种人体内已有的程序，其有效性已经得到了进一步证实。例如，通过让正接受化疗或其他靶向治疗的老鼠挨饿，可以保护其正常的细胞和器官，同时使治疗对癌细胞更具杀伤力（详见第七章）；通过给患有自身免疫性疾病的老鼠进行几个周期的FMD，我们在减少自身免疫细胞数量的同时，也激活了受损组织的再生能力（详见第十一章）。初步结果表明，这些策略可能对人类同样有效。

我在USC任研究员一职时，有机会与在洛杉矶儿童医院接受癌症治疗的儿童接触。当时来洛杉矶的一位访问学者、意大利研究人员莉齐娅·拉法哈罗的病房里满是可能活不到10岁的孩子，因此她很是困惑：我们竟然还试图要找到让人们活得更长久、更健康直至100岁或更大年纪的方法。

其中一位病人是来自意大利南部的女孩。我们考虑在实验室将她的神经母细胞瘤细胞分离出来，这样好对其进行研究以明确哪种疗法可能最有效。但我们遭遇了一个残酷的现实：医院或我的研究所不允许进行此类研究。女孩最终回到了意大利，不久便去世了，非常让人痛心。我永远无法忘记她紧紧盯着静脉注射盐水溶液袋时的样子，那认真和沉稳的神情只有要确保整个手术程序不出一丝差错的护士才有。

由于那个女孩和我遇到的其他生病的孩子对我研究愿景产生的影响，我决定将实验室分成两个兴趣领域，分别担负不同的任务。

一个研究小组将继续研究衰老的生物化学和遗传学机制；另一个则基于我们对细胞保护、修复和再生的理解，着眼于寻找价格低廉而且可迅速转化为改进疗法的解决方案来应对医疗问题。由于食疗不涉及新药，它们很快就能通过食品药品监督管理局的审批程序；有些情况下可与标准护理药物治疗相结合而不必得到食品药品监督管理局的同意。通过这些努力，我们发现了差异化应激抗性和致敏性，它们利用长时间断食将正常细胞推入高度保护状态，同时使癌细胞在化疗和其他癌症治疗手段面前不堪一击（详见第七章）。其他适用于糖尿病、自身免疫、心血管和神经退行性疾病的饮食策略也来自我们寻求简单而有效的治疗方法对付复杂问题的努力。但在谈到具体饮食方案之前，我将解释我是如何利用我和其他实验室30年的研究成果来确定什么样的日常饮食以及周期性FMD有可能维持人类的健康并延长寿命。

第三章 | **五大支柱**
　　　　The Five Pillars

长寿革命

　　大多数流行饮食及其背后的专家们几乎忘了当初采用某种饮食方案最重要的原因：活得长寿和"无疾而终"。我们习惯于将死亡与癌症、心脏病或其他疾病联系在一起，以至于与"无疾而终"这一概念似乎显得格格不入。但这是"长寿革命"[1]的郑重承诺。事实上，现在这个概念在低等生物、小鼠、大鼠、猴子和人类的实验中已获得了有力的支撑。基于生物老年学（研究衰老的生物学）、预防医学和长寿研究的成果，我们现在明白：即使寿命得以延长，晚年生活也不一定非得和健康不佳以及疾病绑在一起。

　　例如，我们在实验室对小鼠和大鼠采用不同的长寿饮食方案时发现，它们的寿命比采用标准饮食方案喂养的小鼠延长了40%；在此基础上，它们还更少患病。对猴子开展的长期热量限制饮食研究表明其患病率明显下降，而且寿命延长。这与我们最近的一项人群研究结果一致，该研究发现高蛋白摄入量与癌症的发病率和死亡率相关。此外，我们发现，类似于缺乏生长激素受体的长寿小鼠，同样缺乏生长激素受体的厄瓜多尔人罕有患上糖尿病或癌症的情况，他们似乎不会出现跟衰老有关的认知功能衰退，可能也不会得其他疾病。因此，直接影响特定基因或引起基因遗传变化的饮食干预不仅可以延长寿命，而且可以让小鼠、灵长类动物和人类健康并长寿。根据这些研究，精确的长寿饮食摄入量加上周期性的FMD（我会分别在第四章和第六章叙述）能够通过调节"长寿基因"实现延年益寿。

　　我曾有幸目睹了这种健康长寿。在过去的10年里，我曾多次拜访意大利两位最年长的老人：110岁的萨尔瓦托雷·卡鲁索和117岁的艾玛·莫拉诺。他们两位目前都已不在人世。艾玛不仅是意大利有史以来最长寿的人，同时也是世界上活得最久的人。他们都保持着良好的记忆能力，到老年时还能自行参加很多活动，是健康长寿的杰出范例。艾玛例证了遗传对于长寿的重要性（她的饮食并不是特别健康），而萨尔瓦托雷则诠释了饮食如何影响人的身体健康。因此，研究创下长寿纪录的人群是我用来鉴别本书所描述的长寿饮食的关键支柱之一。

你听从于谁

　　在你所能左右的影响长寿的各种因素当中，你能控制的首要因素就是你所吃的东西。你吃什么关系到你是活到60岁、80岁、100岁，还是110岁；更重要的是，它关系到你能否健康地活到这个年龄。因此，当谈到饮食推荐方案时，听从合适的人的建议是至关重要的。在一个以互联网为中心的世界里，也许最可能危害你身体健康的因素是人人都能提供饮食建议的想法所造成的混乱。在确定一个所谓的饮食专家是否有资格给你提供饮食建议之前，有必要确定他或她是否具备相关领域的真才实学。

人人自诩为饮食专家的有趣经历对我来说可谓信手拈来。最近从米兰到热那亚的火车上，一位来自热那亚的大楼管理员老人解释说，他妻子做的煎蛋卷是他保持体重和健康的关键。他旁边的女士反驳说鸡蛋里胆固醇含量过高，而她的意大利面和西葫芦则要健康得多。在五位这样的"饮食专家"争相推出自己的饮食方案后，他们不明白为什么我没有加入讨论。

"我觉得你最好减少每周的煎蛋数量。"我告诉退休的管理员。

"你该知道，我并不喜欢你。"他回答。

是人都要吃东西，所以每个人都觉得自己对食物和健康的了解足以让他/她就饮食给人出谋划策。最近一位女士问我，她和她儿子应该吃什么以保持健康。听了我的劝告后，她回答说："我认为最好的做法是适度饮食。"

我问她："你会乘坐自己亲手设计的飞机吗？"

她知道这个问题的正确答案是绝对不会。大多数飞机是由在波音和空中客车等主要航空公司工作的世界一流工程师团队设计的，其中采用的技术和需要的敏锐洞察力可以追溯到莱特兄弟，甚至是列奥纳多·达·芬奇。为什么你会轻易做出关系到你和所爱的人可能会因为一个人应"适度饮食"的愚蠢观念而患上癌症、糖尿病、心血管疾病或许多其他疾病的重大决定呢？你真的明白"适度饮食"是什么意思吗？

在南加利福尼亚大学营养和长寿课程的课堂上，我问学生百吉饼中含有多少热量。大多数学生觉得大概是100～150卡路里。事实上，大多数百吉饼在不算奶油奶酪的情况下，热量为250～500卡路里。当我开始指导临床试验，需要告知参与者吃什么食物时，我发现大多数人对于每千克体重每天吃0.8克蛋白质究竟意味着什么没有任何概念。甚至连见多识广负责报道健康类题材的记者也告诉我："我不确定你的意思是我应该每天吃50克蛋白质呢，还是50克含有蛋白质的食物。"

我指的是蛋白质，而不是含有蛋白质的食物。单是这个小小的误解就可能导致一个人营养不良或生病。比如说50克的鹰嘴豆仅含5克蛋白质，只能提供成年人保持健康每天所需蛋白质的10%。

我也知道"适度"只是一个相对的概念。设想以下的日常菜单：一杯牛奶、两个鸡蛋和培根、一小块牛排、一块奶酪、一些胡萝卜、一些意大利面、一份鸡排、一份田园沙拉、一块蛋糕和两杯软饮料。对很多人来说，这就意味着适度饮食了。然而，正是这种饮食方式使美国成为世界上肥胖和相关疾病的多发地之一。采用长寿饮食的关键是找到由尽可能多地掌握长寿相关支柱的科学家或临床医生撰写的书籍，就像本书。虽然大多数健康人能够自己调整饮食，但只要有可能，建议你还是咨询有资质的医生或注册营养师为妥，至少在最初阶段、特别是在你有食物过敏的情况下，你可能需要有人帮忙根据具体情况编制一个个性化的饮食方案。鉴于你已经买下了本书，那么你就走上了正确的轨道。

如我所言，我在本书提出的绝大多数饮食建议并非出自一己之见，而是基于长寿的五大支柱以及它们所提供的坚实、一致、科学和临床的证据。我不会妄谈什么"神奇饮食"或"神奇疗法"，而且我对那些信誓旦旦能减肥的时尚饮食唯恐避之不及。改变你的饮食习惯并使之不偏离健康长寿的轨道虽非一日之功，但比你想象的要容易得多；在很多情况下，当你把疗效和副作用等因素都考虑在内时，它相对于药物疗法的优势就一目了然了。更不用说还可以省下看医生和买药物的不菲费用。从长远来看，光是延年益寿的好处就值得我们去努力尝试。

　　我之所以满怀信心提出以上主张，是因为无论是亲自调查还是在基础研究、临床试验、遗传学和流行病学研究中所涉及的成千上万人身上，我们都取得了积极可喜的效果。我信心满满的另一个原因是，我关于日常饮食的大多数建议与我和冲绳的克雷格·威尔考克斯等专家研究过的长寿人群的饮食相匹配。这些长寿人群集中生活在米歇尔·普兰和吉安尼·佩斯所称的"蓝色地带"。他们创造了这一术语，后来因为《纽约时报》畅销书作者丹·比特纳的推广而广为人知，用来鉴定长寿之乡，当地的饮食和体力活动水平被认为是成功长寿的关键因素。本书还涉及历史上常见的饮食习惯。例如，我在书中后几章提到的疾病治疗建议都是以科学和临床研究为基础的，特别是断食和FMD；而且这些干预措施中有很多在古老的习俗中得到了呼应，比如宗教斋戒。历史上不主张采用宗教斋戒来预防或治疗疾病，但由于它对我们的祖先来说并不鲜见，且目前已在成千上万的人身上测试过，我们有理由认为它在通常情况下安全可行。

长寿的五大支柱

　　大多数人对有关营养方面的新闻报道感到沮丧且常常莫衷一是。因为科学期刊和媒体都把几大营养素（脂肪、蛋白质和碳水化合物）以及像鸡蛋和咖啡这样的特定食物说成对你既有好处也有坏处。这种时候该如何做决定才有利于你和你的健康呢？事实上，蛋白质、脂肪和碳水化合物是好是坏取决于这些营养素的类型和摄入情况。例如，蛋白质是维持机体正常功能所必需的，然而较高的蛋白质摄入水平，特别是来自红肉和其他动物的蛋白质，已证明与多种疾病发病率的增高有关。因此，我们需要一套更可靠的体系来过滤掉模棱两可的言论并提取有益的饮食信息。

这就是我构建"长寿的五大支柱"的初衷。这种方法植根于我本人以及很多其他实验室和临床医生的研究，通过五个研究领域来确定某种营养素或营养素组合对健康是否有利，并确定理想的食物组合，从而达到最佳寿命。

在我看来，很多流行的策略和饮食并不妥当或仅是局部正确，因为它们背后只有区区一两个支柱。这一点很重要，因为一种营养素可能对一种情况或疾病具有保护作用，但它会对另一种疾病产生负面影响；或者它可以保护中年人，但会伤害青少年或老年人。举例来说，大多数情况下，70岁以下的成年人吃相对高热量的食物会导致体重增加，并增加患某些疾病的风险。然而对于70岁以上的个体来说，同样的饮食习惯及其引起的适度体重增加可以预防某些疾病和降低总体死亡率。这就是听从那些对营养、衰老和疾病的关系有深入了解者的建议尤为重要的原因。

长寿的五大支柱为膳食建议和过滤系统奠定了强有力的基础，以评估数千项与衰老和疾病相关的研究，同时尽可能减轻饮食变化造成的负担。饮食选择如果基于所有这些支柱，那么它们因新成果出现而遭到反驳或发生重大改变的可能性是很小的。

长寿的五大支柱（见图3-1）：

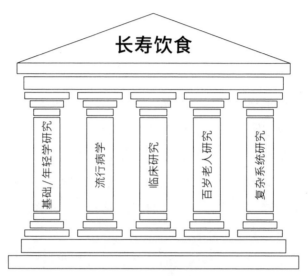

图3-1　长寿的五大支柱

基础/年轻学研究。如果不了解营养物质（比如蛋白质和糖）是如何影响细胞功能、衰老、年龄依赖性损伤和再生，将很难确定实现健康长寿所需的营养素类型和数量。同样，如果不利用动物试验去研究一种饮食是否能延长寿命，并确定其对总体健康状况产生的急性效应，就很难将这些基础研究发现转化为人类干预措施。正如我前面提到的，一开始我在沃尔福德实验室是以老鼠和成年男性为研究对象的，但我很快发现一种简单得多的单细胞生物体，即酵母菌，能帮助我们识别生物体的基本属性。接下来可将这些发现应用于人类，为长寿提供分子机制方面的信息，特别是与进化法则相关的原理。利用酵母，我们就能够构建差异化应激抗性和致敏理论，这些理论为一系列测试FMD结合癌症治疗临床效果的试验奠定了基础。基础/年轻学研究是我们所有研究的出发点。

流行病学。这是一门以特定人群中的疾病以及其他健康相关状况的原因和重要风险因子为研究对象的学科。研究基于人口的风险因素对于检验基础研究生成的假说至关重要。譬如，如果我们假设过量的糖会促进腹部脂肪的储存并增强对胰岛素的抗性，流行病学研究应证实摄入大量糖分的人腰围较大、患糖尿病的风险也较高。首先我专注于衰老和年轻学的遗传原理研究，之后我开展了衰老和疾病相关的流行病学研究，这让我认识到了解大规模人群行为所产生健康后果的巨大价值。

临床研究。基础研究和流行病学研究中提出的假说最终必须在随机、对照的临床试验中检验，这是证明其功效的金标准。譬如，一组糖尿病前期受试者被要求摄入较少的糖分，但除此之外要保持与以前同样的饮食习惯和卡路里摄入量。对照组则需要保持相同的饮食习惯或减少脂肪的摄入量以匹配减糖干预组减少的热量。理解这一支柱的重要性源于我自己的随机临床试验以及其他众多研究者的试验，这些试验旨在检验特定膳食成分对疾病风险因子的影响，如胆固醇或空腹血糖水平，也可以是疾病本身，如心血管疾病。

百岁老人研究。即使获得了来自基础/年轻学、流行病学和临床研究的数据，也依然不确定长期采用某一特定饮食或营养指示就真的安全有益，以及它是否足够美味让人们不仅接受它而且还能在余生中坚持到底。来自世界各地对不同百岁老人群体的研究提供了与特定饮食（例如低糖饮食）相关的安全性、有效性和依从性的长期证据。为生成第四支柱的数据，我研究了厄瓜多尔和意大利南部的长寿人口，并咨询了那些关注世界各地长寿之乡其他长寿人群的同事。

复杂系统研究。这一支柱是我痴迷于简化论、物理学以及需要通过找寻能作为模型来帮助我们了解人体器官和系统功能及其功能缺失的机器来简化人体复杂性的结果。最后这个支柱可通过提供参照点和有用类比对其他支柱予以补充。例如，我在上面讨论糖是如何导致疾病的，但糖也是人体所需的最重要的营养物质。糖之于身体，犹如汽油之于汽车，都是能量的核心来源。所以糖本身不是问题所在，问题在于摄入了过量的糖，加上蛋白质和某些类型的脂肪，就直接或间接地导致了疾病。比如通过激活衰老相关的基因，产生胰岛素抵抗，引发高血糖等。这个最后的支柱通过采用一种工程方法生成一个相对简单的模型来理解食物、细胞损伤和衰老之间复杂的相互作用，从而加深对人类问题的分析。

长寿五大支柱的应用

至于如何应用五大支柱来分析饮食功效，让我们以备受欢迎的高蛋白、高脂肪和低碳水化合物饮食为例，比如阿特金斯（Atkins）和杜坎（Dukan）饮食。你是否应该因为某位"专家"告诉你一项小型临床试验甚至一项大型流行病学研究已表明这种饮食可以减轻体重并降低胆固醇就采用它呢？答案显然是否定的，因为当你分析这些饮食时，它们通常只建立在一两个支柱上，很少考虑到支持选择最健康长寿饮食所需的整个基础。随着时间的推移，这些饮食的弊端往往会暴露出来。你只要了解多学科研究，就会发现高蛋白、高饱和脂肪和低碳水化合物饮食是最不利于你健康的一种方案。那些创下长寿纪录的人不会是这种饮食方式，而支持这种饮食长期和长寿益处的理论、临床和流行病学研究更是少之又少。此外，只要了解相关实验研究，就会发现高蛋白质摄入量和高饱和脂肪摄入量都与衰老以及疾病有关，这是投给高蛋白、高饱和脂肪饮食的又一张关键反对票。

正如你所看到的，即使一种饮食被吹嘘为已通过临床验证，也并不意味着它达到了必要的严谨程度。所以不要仓促采用一种新的饮食习惯，在此之前，分析它有多少支柱作为基础不失为明智之举。我们对人类和老鼠的研究均表明，一种饮食可能适合于大多数人但并不是所有人；而且某些饮食成分的分量必须根据人的年龄、身体状况及其基因进行调整。在我的实验室里，食物被视为一种复杂的分子混合物——每种分子都能在你的身体里引起显著变化，而身体就是自身复杂分子的混合物。

如果这听上去已经让你一头雾水或难以理解，别担心，我会在第四章中尽可能表述得通俗易懂。

第四章 ｜ **长寿饮食**
The Longevity Diet

人如其食

"人如其食"的说法可谓众所周知。对多数人来说，这意味着
"摒弃垃圾食品"；然而这个为大众所熟知的表述却反映了一个更深
层次的道理：你所吃的食物可能决定你的容貌以及身体机能，例如
晚上你是否睡得好、你是保持苗条还是体重增加、你的体型更像一
只梨还是一个苹果，等等。你吃什么食物决定你的大脑是通过葡萄
糖还是酮体来获得能量；如果你是育龄期女性，你吃的食物种类和
数量会影响你受孕的概率。吃你真正喜爱的食物固然重要，但摒弃
或尽可能少吃那些会使你短命和患病的食物，同时增加摄入有助于
延长寿命、增进健康的营养素也很重要。

很多食物成分并非仅仅是养料，实际上，它们是导致身体发生
显著变化的分子，一旦它们的比例和组合发生改变，就可能重新编
程我们的细胞和器官功能。如前所述，我把对食物组合的认识及

其用于控制这些身体机能的变化称为"营养技术"。在本章中，我将简要描述这些食物成分的类型及其作用。然后我会依据长寿的五大支柱来解释它们如何影响衰老和疾病。我还将集中讨论食物给人带来的愉悦享受——这是决定人有多大可能继续节食的重要因素。

蛋白质、碳水化合物、脂肪和微量营养素

我们所吃的食物中含有三种主要成分，我们称之为宏量营养素。

蛋白质

蛋白质一般由20个氨基酸组成，后者的序列决定了前者的特定功能。例如，一份85克的牛排大约含25克蛋白质。肌动蛋白是肉类中最丰富的蛋白质之一，参与肌肉收缩和许多其他细胞功能。摄入人体的肉类被消化系统分解成蛋白质，然后再分解成氨基酸。这些氨基酸首先在胃中释放一部分，随后在小肠中进一步释放。接下来，它们以单一氨基酸或多肽氨基酸链的形式进入血液循环。最终，氨基酸得以分布到全身不同类型的细胞，在那里它们被用来组装成新的蛋白质，包括在人类肌肉中发现的肌动蛋白。

碳水化合物

碳水化合物要么以单体形式（如果汁、蜂蜜、糖果或软饮料中的糖分）或复合物形式（如蔬菜或谷物中分布的葡萄糖与其他糖类构成聚合链）存在于我们所吃的大多数食物中。单体糖可以立即进入血液循环、提升血糖水平、刺激胰腺快速释放胰岛素。复合碳水

化合物则必须从食物的其他成分中分离出来，分解成单体糖后才能被人体吸收。

　　我们以食物中所含的碳水化合物及其质量为指标来分析食物的营养价值，有几种不同的标准。你可能听说过"血糖指数"和"血糖负荷"这两个术语。血糖指数是指特定食物对血糖水平的影响。橙汁的血糖指数约为50，白面包的指数为95，纯葡萄糖饮料的指数为100。然而，血糖指数是假定你吃的东西包含标准分量的碳水化合物，而血糖负荷由于能揭示特定碳水化合物的特性及其数量信息，是一种更实用的测量方法。例如，全麦面包具有较高的血糖指数（71），但一片全麦面包的血糖负荷却相对较低（9）。把它和海绵蛋糕相比，后者血糖指数相对较低（46），但血糖负荷较高（17）。这种情况下，你更应该关注血糖负荷，因为它同时考虑食物中所含糖分的质量和数量。[1]

脂　肪

　　脂肪是人类、其他哺乳动物和简单生物体储存能量的主要来源。经过改性的脂肪分子在构成身体的细胞中还发挥其他关键作用，比如在生成将所有细胞内含物与血液隔离的细胞膜以及产生激素（包括类固醇）的过程中起着核心作用。脂肪主要以甘油三酯的形式摄取，甘油三酯则由甘油分子结合三个碳氢分子链（脂肪酸）组成。消化后，它们通过胆囊释放的胆汁盐、胰腺和其他器官释放的脂肪酶在肠道中分解，从而被吸收进入血液。当最大数目的氢原子与每个碳原子相结合时，为饱和脂肪，当与每个碳原子结合的氢原子数目低于最大数目时，为不饱和脂肪。不饱和脂肪可分为单不饱和脂肪（如橄榄油中含有的油酸）和多不饱和脂肪（如鲑鱼和玉米油中含有的脂肪）。多不饱和脂肪酸 α - 亚麻酸（ω-3）和亚油酸（ω-6）被称为"必需脂肪酸"，因人体无法产生它们，但它们对细胞和器官的正常功能却必不可少。

　　除了这三大宏量营养素，微量营养素也是营养的重要组成部分。微量营养素，如维生素和矿物质，占美国370亿美元营养补充剂市场的大部分份额。然而营养专家布鲁斯·艾姆斯博士和其他人的研究表明，50% ~ 90%的美国成年人仍然存在维生素D、维生素E、镁、维生素A、钙、钾和维生素K的摄入量不足。与此同时，最近的几篇文章指出：含有大量维生素和矿物质的膳食补充剂在预防重大疾病和延缓死亡方面是无效的。[2]一个可能的例外是：一项大型随机对照临床试验报告了每天服用复合维生素补充剂的人患癌症和白内障的概率略有降低。[3]

　　虽然补充高水平维生素和矿物质可能起不到延缓衰老或预防疾病的作用，但我们明白它们对人体很多基本功能都非常重要。例如，维生素D、锌和铁对于人体的正常免疫功能很重要；而钙和维生素D是维持正常骨密度的必要条件。

　　富含蔬菜、鱼、坚果和全谷物的饮食是获得基本营养素的理想途径，但即使这样的饮食也可能缺乏维生素 D，对于素食者和老年人，则会缺乏维生素B_{12}。世界上大多数采用被认为属高营养饮食方案的人也存在类似缺陷。鉴于一些研究已表明某些维生素一旦剂量过高反而可能有毒，综合支持和反对使用营养补充剂的看法，最理想的方案莫过于每两三天服用一次由信誉良好的公司生产的至少含有维生素D、维生素E、镁、维生素A、钙、钾或维生素K的复合维生素补充剂。

　　正如我在第三章中给出的解释，寻找共同特性来支持某一特定补充剂的好处在于确保你不会采取一种后来可能会被证明为不健康的饮食方案。一些维生素或补充剂有益于健康长寿的某些方面，而其他一些则可能是有害的，这在将来的某一天有可能得到证实。通过将服用补充剂的频率降低到每周两三次并且保持较小剂量，我们可以最大限度地降低其毒性效应，同时也避免了因缺乏特定维生素或矿物质而导致的营养不良。

应对衰老：50岁活成100岁还是100岁活成50岁

营养显然是你能够掌握以影响你寿命长短的最重要因素（见图4-1），还会影响你是否会被诊断出某些重大疾病，以及在晚年时是精力充沛、老当益壮，还是行动迟缓、弱不禁风。

最近的一篇论文调查了近1000名38岁的男性和女性。[4] 研究发现，就生理状况而言，有些人看起来不过30岁，而有些人看起来已经接近60岁了。此外，所有生理年龄比实际年龄大的人在接下来的数年

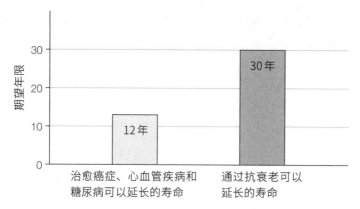

图4-1　通过治疗癌症、心血管疾病和糖尿病与通过抗衰老（例如饮食干预　　　等）延长寿命的期望年限比较

当中会迅速衰老。当我说一些百岁老人比50岁的人更健康，甚至从某些方面来说更年轻时，我的学生们感到非常惊讶。显然，这仅限于极少数人和某些器官或系统，但它强调了知晓人实际年龄的相对价值。也许有一天，我们不是根据人出生的年份，而是根据我们已初步实现准确测量的生理年龄来确定其年龄。

在本章的余下部分，我将讲述如何利用长寿的五大支柱唤醒身体潜能来自愈、保护、再生和自我更新，从而延缓衰老和预防疾病。

"我宁愿早逝，也不愿那样吃东西"

当我谈到"长寿饮食"时，总有人会做出类似以下的评论："我宁愿早逝，也不愿那样吃东西。"

这让我想起一个笑话。有人向医生请教如何才能活得更久，医生建议他吃很少的食物、要戒酒，并且停止性生活。

"你确定这有效果吗？"那人问。

"其实我也不知道，"医生回答说，"但不管你能活多久，生活似乎都已足够漫长煎熬！"

幸运的是，长寿饮食并没有那么严格。它允许你享受咖啡和酒精，而且不限制性生活。与你所预想的相反，它通常要求你吃得更多，而不是更少。正如我将在第八章中详细描述的那样，一盘意大利面和奶酪的重量只有340克，却很不健康且充满了劣质的卡路里。只要你把意大利面和奶酪减少到适量，同时增加很多蔬菜、鲜豆类以及橄榄油，它的重量可能是之前的2倍，大约680克，但非常健康且充满高品质的卡路里。

人们对待食物，就像对待大多数生活所需物质一样，认为得到更多想要的东西就可以更快乐，但那只是一种幻觉。在我所看过的一场最精彩的TED演讲中，哈佛大学教授丹尼尔·吉尔伯特比较了两组人的幸福感：一组人中了彩票；另一组则是截瘫患者。在改变他们命运的事件发生一年后，两组人同样幸福。同样，人的快乐在很大程度上与饮食无关。与那个开玩笑的医生所说的相反，采用一种能延长健康寿命的饮食并不会让生活变得难以忍受。事实上，我认为更健康的饮食可以更美味，因为比起不健康的食物由于富含饱和脂肪与糖分而掩盖了自然风味，蔬菜、豆类、坚果、橄榄油和其他植物性食品给我们提供了更丰富多样的食物成分和口味。我认为高饱和脂肪、红肉、油炸食品和奶酪饮食带给我的感受如同我们小时候喝的含糖饮料。后来我们长大了，学会了品尝红酒，但我们中的许多人却不肯放弃不健康的食物。好在这永远都不会太迟。

热量限制：老鼠、猴子和人类

在第二章中，我描述了生长激素受体基因缺陷的小鼠如何比对照组小鼠还多活50%的时间，并且一半的基因缺陷小鼠没有检测出患病。我还描述了存在相同基因缺陷的厄瓜多尔人很少患上糖尿病或癌症，而且其他疾病的发病率比较低。我的解释是，高蛋白摄入能激活生长激素受体，进而提高胰岛素和胰岛素样生长因子1（IGF-1）的水平，而IGF-1浓度的变化则分别关系到糖尿病和癌症的发生。蛋白质及其派生氨基酸（包括亮氨酸）可激活TOR-S6K。TOR-S6K是一组加速衰老的基因。另一个在衰老过程中起关键作用的基因是PKA，我们在简单生物体和小鼠身上都发现PKA可以被糖类物质激活。PKA活性降低的小鼠寿命更长，并能抵御与年龄有关的疾病。[5]

通过减少卡路里的摄入，特别是减少蛋白质和糖分的卡路里，就可以降低生长激素受体的活性，从而抑制 TOR-S6K 和 PKA 这两个加速衰老的基因表达。这些发现代表了"基础/年轻学研究"的支柱，对于明确营养物质如何作用于衰老过程是必要的。

由于没有认识到蛋白质和糖分与衰老之间的联系，我们眼睁睁地看着过去 30 年来被错误贴上了"健康"标签的高糖和高蛋白饮食的摄入量在不断增长。虽然我们已开始认为高糖饮食是不健康的，但不幸的是，很多人只是用蛋白质，甚至有些情况下用劣质脂肪取而代之。我将在本章稍后的内容中阐明，他们应该选择更健康的复合碳水化合物和优质脂肪。

究竟什么样的饮食能促进长寿呢？约 100 年前，我们就知道与正常卡路里摄入量的小鼠相比，热量摄入量减少 30% ～ 40% 的小鼠活得更久，患上肿瘤和其他疾病的概率也会降低一半（人类饮食如减少同等热量就会使一个 1.83 米高的男子体重仅 60 千克）。然而，自从发现这一点之后，通过多项对小鼠和猴子的进一步研究让我们清楚地认识到长期的热量限制也会造成不利影响。如前所述，我看到第一个博士导师沃尔福德及另外 7 个严格控制热量的人离开亚利桑那州"生物圈 2 号"的样子很可怕；事实证明，近两年卡路里的限制可能缩短了沃尔福德的寿命。12 年后，他死于葛雷克氏症的并发症，许多人推测这可能是精神压力、卡路里限制和年龄增长的共同结果。

因此，我们一方面了解到长期的热量限制对许多疾病风险因子可产生非常有益的影响；另一方面，长期且极端的饮食，即长期或永久保持降低 20% 或更多热量的饮食，会对必要的身体机能造成负面影响，包括伤口愈合、免疫反应和耐寒性。简单地说，除了使人变得极其消瘦，长期热量限制的有害影响还导致了我们尚缺乏足够认识的其他疾病类型和状况明显增多，从而大大抵消了它带来的好处。本书其余部分正是着眼于如何在不造成负面影响的情况下取得热量控制的显著益处。

长寿饮食

以下是基于五大支柱最大限度减少疾病并延长健康寿命的最佳饮食方案。

遵循鱼素者饮食法。以接近100%的植物性食品和鱼类为基础的饮食为目标，将鱼类的摄入限制在每周2 ~ 3次，避免食用高汞含量的鱼（如金枪鱼、剑鱼、鲭鱼、大比目鱼）。如果你已经过了65岁且肌肉的质量、力量和体重开始减退，建议在饮食中增加鱼类以及长寿纪录保持者普遍食用的其他动物性食物，如鸡蛋、奶酪（最好是羊乳酪或佩科里诺干酪）和羊奶制成的酸奶。

少量但足量摄入蛋白质。每千克体重每天摄入0.68 ~ 0.8克的蛋白质。如果你的体重是60千克，那么每天大约需摄入40 ~ 47克蛋白质，其中30克应在一餐中摄入，以使肌肉的合成最大化。如果你的体重在90 ~ 100千克，身体脂肪含量占35%或更高，那么每天摄入60 ~ 70克蛋白质就足够了，因为脂肪细胞的蛋白质需要量比肌肉要低。由于这一最低要求因人而异，所以最好时常咨询营养师，以确保维持身体的健康和苗条。对于那些体重和肌肉都在下降的超过65岁的老人来说，蛋白质的摄入量应稍微增加。其中大多数老人增加10% ~ 20%（每天增加5 ~ 10克）就足够了。最后，除了鱼肉蛋白，饮食中不应含有动物蛋白（如红肉、白肉、奶酪等），而应含有较多的植物蛋白（如豆类、坚果等），以尽可能降低动物蛋白对疾病的不利影响并最大限度提高植物蛋白的营养作用。

减少食用有害脂肪和糖类，增加有益脂肪和复合碳水化合物的摄入量。 关于饮食，之所以有那么多困惑，而且饮食推荐也在不断变化，部分原因在于食物成分分析以及把它们归类为脂肪、碳水化合物和蛋白质都是过于简单化的处理。每天，我们周围关于"低碳水化合物对比高碳水化合物"或"低脂肪对比高脂肪"的争论都不绝于耳。但这不应该是一个二选一的问题，而应该是如何组合、每一种占多少的问题。事实上，你的饮食应富含有益的不饱和脂肪，比如橄榄油、鲑鱼、杏仁和核桃中含有的脂肪，但饱和脂肪、氢化脂肪和反式脂肪含量则越低越好。同样，饮食中应富含复合碳水化合物，如全麦面包、豆类和蔬菜所含的碳水化合物，但应少糖而且同时限制意大利面、米饭、面包、水果和果汁的摄入，因为它们进入肠道后很容易转化为糖分。

成为营养达人。 你可以把人体想象成一支始终处于战争状态的细胞大军。敌人包括破坏DNA和细胞的氧气和其他分子，以及不断试图击溃免疫系统的细菌和病毒。如同部队需要口粮、弹药和装备一样，身体也需要蛋白质、必需脂肪酸（如 ω-3、ω-6）、矿物质、维生素以及充足的糖类来抵御细胞内外的激烈斗争。当你摄入的某些营养素过低时，身体的修复、更新和防御系统就会减缓或停止，从而出现损害效应叠加，同时，真菌、细菌和病毒大量增殖。（书末附录包括富含每种重要营养素的食物清单以及符合既定营养目标的一周食谱举例。）作为额外保障，每两三天需服用复合维生素和矿物质片，再加上 ω-3鱼油软胶囊。务必要向信誉良好的公司购买这些产品，因为其产品质量监控体系可确保营养补充适量而且稳定。

食用祖辈流传的各种食物。 为摄取到身体必需的所有营养，你需要食用多样化的食物，最好选择你父母、祖父母或曾祖父母餐桌上常见的食物。这并不意味着你需要同你的祖父母吃同样的东西，但根据本书的指导方针，你应该挑选你祖父母所吃的食物。人类的身体是数十亿年进化的结果，就算是最近的1000年，也帮助我们过滤掉了不适应某一特定环境的人和不适合某一特定基因型（人所有基因的组合）的食物。例如，在许多普遍食用牛奶的北欧国家，对乳糖（牛奶中含有的糖分）不耐受者相对少见，而乳糖不耐受在南欧和亚洲国家则非常普遍，在这些国家历史上，牛奶并不参与构成成年人的传统饮食。如果一个居住于美国、有日本血统的人突然决定开始喝很少出现在其祖父母餐桌上的牛奶，她可能会开始生病。无论是乳糖、甘蓝、藜麦，还是姜黄（姜黄素），你都必须问自己：在你、你的父母或祖父母成长时期，这些食物在他们的餐桌上是否常见。如果没有，最好避开或偶尔食用即可。这可能引起的问题包括不耐受症（例如，不能分解牛奶中的乳糖）或产生自身免疫性障碍，如乳糜泻患者对富含谷蛋白的食物（如面包和面食）的反应。虽然这其中的联系还没有明确的证据，但违背祖辈传统，食用错误的食物可能导致自身免疫性疾病，包括克罗恩病、结肠炎和I型糖尿病。

实行每天两餐+一份零食用餐制。除非你的腰围和体重在正常范围内或低于正常范围，你最好是每天吃一顿早餐和一顿主餐，外加一些营养丰富的低热量、低糖零食。如果你的体重过轻或肌肉量过少，甚至在下降，那就每天吃三顿饭，再吃点儿零食。营养指南的一个主要错误是它模糊了理论上可行和实际可行之间的界限。我们经常听说每天应吃五六次小餐。就长寿和健康而言，这种养生方法的好处缺乏证据支持，对大多数人来说，当被告知要少吃多餐时，他们很难控制食物的摄入量。如果每顿饭实际摄入305卡路里而不是建议的300卡路里，就会每天额外增加30卡路里或者每月超过900

卡路里，意味着每年要增加近1.36千克的脂肪。在过去每天六餐制饮食受欢迎的20年间，美国超重和肥胖的人群比例创纪录地达到70%也就不足为奇了。如果你每天只吃两餐半，其中只有一顿主餐，你几乎不可能吃过量，尤其是以植物性食品为主的饮食。摄入加大份的鱼、豆类和蔬菜才能达到引起肥胖的热量水平。食物的高营养和大体积都会向你的胃和大脑发出饱食信号。

对老年人来说，只吃一顿主餐的进食安排可能需分解成两次较小的餐食以避免消化不良问题。老年人和容易减重的成年人应坚持每天吃三顿饭外加一份零食。至于那些试图减肥或容易发胖的人，最好的营养建议是每天吃早餐、吃午餐或晚餐（不是两顿都吃），用热量少于100卡路里且含糖量不超过3 ~ 5克的零食代替去除的那顿饭。（不要去除早餐，因为多项研究表明：这会增加年龄相关疾病的发病风险。）去除哪一餐取决于你的生活方式，一方面，不吃午餐的好处是拥有更多自由的时间和精力；另一方面，享用一顿丰盛的晚餐可能会导致睡眠不宁，尤其是那些患有胃酸反流的人，而不吃晚餐的缺点是它去除了一天中最具应酬交际特征的一餐。

遵守限时进食法。很多百岁老人集体采用的另一种常见做法是限时进食，或将所有用餐和零食限制在每天11 ~ 12小时或更短的时间内。这种方法的有效性已经在对动物和人类的研究中得到了证实。[6]通常你会在早上8点之后吃早餐，晚上8点之前吃完晚饭。更短的进食时间（不超过10小时）会更加有利于减重，却难以坚持并可能诱发副作用，如演化成胆结石、增加患心血管疾病的风险。睡前3 ~ 4小时内也不应进食。

实施定期断食。65岁以下，身体没有虚弱、营养不良或严重疾病的人应每年进行两次为期5天的轻断食。在此期间，他们会吃一

种相对高热量的模拟禁食饮食（FMD）。在第六章，我将讨论为期
5天的FMD对疾病风险因素及优化健康长寿的显著影响。

遵循以上八点，直到你达到并保持健康的体重和腹围。在一项
对35.9万名欧洲成年人开展的为期10年的纵向研究中，粗腰围和高
腹部脂肪与糖尿病、高血压、高胆固醇血症和心脏病的增加有关。
与腰围小于84厘米的男性和腰围小于69厘米的女性相比，腰围超
过102厘米的男性以及腰围超过89厘米的女性过早死亡的风险增加
了一倍。遵循以上八点基本做法将使你达到并保持低内脏脂肪以及
健康的体重和腹围。

对大多数人来说，"长寿饮食"可通过用同样可口甚至更可口
的食物来代替少数食物的方法轻松实现。实际上，很多节食方案之
所以行不通，是因为从长远来看，它们都太极端，难以坚持；另一
个原因在于它们要求对习惯和生活方式做出很大改变。例如，许多
新的节食方案要求低碳水化合物摄入量，但无论是北欧人的土豆，
意大利人或者美国人的意大利面，还是亚洲人的大米，这些全世界
人们最喜欢的食物都是高碳水化合物。因此，低碳水化合物膳食结
构除了会增加死亡率和缩短寿命，从长远来看，对于大多数人来说
是不可持续的。由于我们提倡的"长寿饮食"方案更接近美国人、
欧洲人和亚洲人普遍采用的饮食，因而有望被世界各地的人们欣然
接受。

在以下各章节中，我将解释上述饮食建议是如何根植于长寿的
"五大支柱"之中的，因为这是理解其有效性的关键。我也将论述
我所指导的实验室以及其他实验室和医疗机构的研究。

第一支柱：基础/年轻学研究

对小鼠和其他简单生物体进行人类特定饮食的研究绝非易事。然而，基础研究可以帮助我们形成对食物成分、衰老和疾病之间联系的基本认识。例如，我们了解到蛋白质（氨基酸）在大多数生物体中有加速衰老的作用，这在酵母、苍蝇和老鼠身上均有一致表现。另外，我们也发现IGF-1和TORS6K会随着蛋白质的摄入而增加表达或被激活，是衰老和年龄相关疾病的中枢启动因子。[7]在最近一项测试多种食物成分组合的研究中，被喂以低蛋白、高碳水化合物饮食的小鼠不仅寿命最长，而且健康状况也得到了改善；尽管高蛋白质、低碳水化合物饮食有助于减轻体重，但该组小鼠寿命最短，健康状况也最差（见图4-2）。[8]

在最近的研究中，我们发现只要减少小鼠的蛋白质摄入量就可降低黑色素瘤和乳腺癌的发病率。[9]即使在肿瘤形成后，它们的生长速度也会随着蛋白质摄入量的减少而减慢。来自小鼠和简单生物体的研究数据也证实了时间限制性进食和周期性长时间断食在延长寿命和减少年龄相关疾病中的作用。[10]最近我们还发现，高糖使心脏细胞和小鼠在化疗期间更易受损和死亡，这证实了我们的假设，即糖分使细胞更容易受到损害。[11]可见，基础/年轻学研究支持了蛋白质和糖分的促衰老作用。

第二支柱：流行病学研究

大多数大规模人群研究表明：低蛋白饮食与长寿和疾病预防有关，该膳食模式以植物和鱼类为主，富含复合碳水化合物、橄榄油和坚果。例如，我们对6000名美国人开展的流行病学研究表明：高

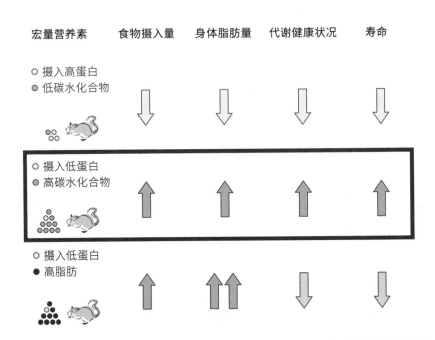

图4-2　低蛋白和高碳水化合物饮食可以最大限度地延长小鼠的寿命并改善其
　　　　健康状况

蛋白饮食与促进衰老生长因子IGF-1的水平增加有关（见图4-3）；与
食用低蛋白和植物性食物为主的饮食相比，高蛋白饮食使研究对象
总体死亡率的风险增加了75%，癌症死亡率的风险增加了3 ~ 4倍
（见图4-4）。[12]与T. 科林·坎贝尔在中国人群队列研究中提倡一生
食用低摄入水平的植物性蛋白质的研究结果不同，我们发现低蛋白
饮食的益处似乎只适用于65岁之前（见图4-3）。哈佛大学一项针
对近13万名医生和护士的研究还表明：富含动物脂肪和蛋白质的低
碳水化合物饮食与整体癌症和心血管疾病死亡率的增加有关，这一
发现与我们的研究不谋而合。[13]与我们之前的蛋白质研究一致的是，
我担任共同作者的哈佛大学同一研究小组的后续研究表明，高摄入

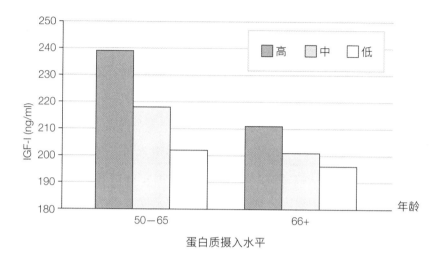

图4-3　65岁以下高蛋白饮食人群血液中，促衰老和癌症的生长因子IGF-1水平较高

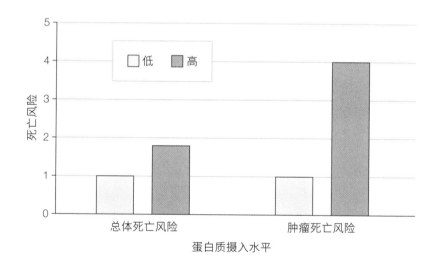

图4-4　65岁之前的高蛋白饮食与总体死亡风险增加75%和癌症风险增加4倍相关

水平的动物蛋白而不是植物蛋白与心血管疾病的死亡率增加有关。[14]
一项对4万名男性进行的类似研究表明，低碳水化合物、高动物蛋
白饮食会使糖尿病发病率增加2倍，这一发现也与我们在6000人蛋
白质研究中的发现一致。[15]很多其他流行病学研究始终将血液中高
水平IGF-1与乳腺癌、前列腺癌和其他类型癌症发病率的成倍增
长联系在一起。[16]因为我们知道蛋白质的摄入量是IGF-1水平调节
的关键因素，而且动物蛋白的摄入通常伴有饱和动物脂肪摄入，这
些研究充分证实了癌症、糖尿病与高蛋白及饱和脂肪摄入量之间的
联系。

　　流行病学研究也证实了营养在疾病预防中的关键作用，目前
已证明：缺乏某些维生素的人群的多种疾病发病率都有所增加。例
如，缺乏维生素D会增加患糖尿病、自身免疫疾病和心血管疾病
的风险。[17]

第三支柱：临床研究

　　正如我所指出的那样，证明食物成分或饮食影响长寿和疾病的
黄金标准是在随机对照临床试验中直接验证。受试者被随机分配到
对照饮食组（该饮食被认为对健康没有影响）或实验饮食组（该饮
食预计有益于健康）。虽然以标准饮食作为对照，测试长寿饮食的
大规模随机临床试验研究尚未实施，但目前我们正启动几个旨在实
现这一目标的初步试验研究。然而，现有的一些研究已经证实了上
述饮食建议。例如，我们已证明：即使是定期食用低蛋白质、植物
性饮食也可降低20～70岁受试者衰老和疾病相关的多种生物标记
物或危险因素。（参见第六章关于断食和FMD）。西班牙的一个研究
小组随机分配有心血管疾病风险的人接受"健康低脂肪饮食"、富

含橄榄油或坚果的饮食干预。结果发现，富含橄榄油或每天食用30克坚果（如核桃、榛子、杏仁）的地中海饮食有助于降低心血管事件的发生率和死亡率。[18]坚果的保护作用在一项关于坚果预防多种疾病的不同研究荟萃分析当中也得到了支持。[19]另外，一系列临床试验清楚表明，蛋白质摄入量与高水平IGF-1相关，从而支持蛋白质、IGF-1、衰老和癌症之间的联系。

萨奇丹南达·潘达和他在索尔克研究所的同事们所做的不是一项随机临床试验，他们研究了受试者每天进食所花的全部时间，以及进食时间与睡眠模式和疾病风险因素之间的关系。他们认为，进食时间超过12小时的人把进食时间缩短至12小时以内将显著受益。[20]为了证明高复合碳水化合物和优质脂肪饮食即使对体重控制也是最理想的膳食模式，研究者将极低碳水化合物（供能比少于10%）、高蛋白质（供能比大于20%）和高脂肪含量饮食，与类似于冲绳饮食中适度碳水化合物含量饮食做了比较，发现两种饮食模式的减脂效果相当。[21]然而，低碳水化合物饮食导致的水分和蛋白质损失要更多，这表明低碳水化合物饮食对减重的显著效果实际上来自除脂肪外的水分和肌肉的流失。

第四支柱：百岁老人研究

据了解，世界上已知百岁老人最普遍的地区包括日本冲绳，美国加利福尼亚的洛马林达，意大利卡拉布里亚的小镇和撒丁岛、哥斯达黎加和希腊，其共有的饮食特征为：①以植物性食物为主，包含大量坚果和一些鱼；②低蛋白、低糖和低饱和/反式脂肪；③富含来自豆类和其他植物性食物的复合碳水化合物。大多数百岁老人每天只吃两三顿饭，晚上只吃清淡的食物，而且很多人在天黑后就不再进食。他们食用的食物种类有限——这些食物都是他们家乡的典型食物。在某些情况下，他们的饮食习惯确实会变。例如，冲绳人过去大部分的卡路里来自甜紫薯，但现在，这种情况已经没有那么普遍了。

冲　绳

克雷格·威尔科克斯和他的同事比较了有代表性的冲绳老年居民和生活在美国的老年公民的饮食习惯。

正如我们所看到的（见表4-1、表4-2），美国老年人吃的肉、家禽和鸡蛋比冲绳老年人多了10倍，水果多了3倍，但吃鱼却比冲绳人少得多，蔬菜少吃了一半，而且吃的谷物仅为冲绳老年人的三分之一。

表4-1　冲绳老年人和美国老年人的饮食习惯比较

冲绳老年人	美国老年人
3% 红肉 / 禽肉 / 鸡蛋	29% 红肉 / 禽肉 / 鸡蛋
2% 乳制品 / 海藻	23% 乳制品 / 海藻
34% 蔬菜	16% 蔬菜
6% 水果	20% 水果
12% 大豆及相似食物	<1% 大豆及相似食物
32% 谷物	11% 谷物
11% 富含 ω-3 食物（鱼类等）	<1% 鱼类

Willcox，BJ. et al. "Caloric Restriction, the Traditional Okinawan Diet, and Healthy Aging," Annals of the New York Academy of Science, 2007.

表4-2　与激素相关的癌症死亡风险（20世纪90年代）

期望寿命 （世界排名）	地区	期望 寿命	乳腺癌*	卵巢癌*	前列 腺癌*	结肠癌*	癌症总体死 亡率（与冲 绳地区相比 的增长率）
1	冲绳	81.2	6	3	4	8	21（0）
2	日本	79.9	11	3	8	16	38（80%）
4	瑞典	79	34	10	52	19	115（547%）
8	意大利	78.3	37	4	23	17	81（368%）
10	希腊	78.1	29	3	20	13	65（309%）
18	美国	76.8	33	7	28	19	87（414%）

* 每10万人死于该癌症的人数
摘自《冲绳人的长寿秘诀》。Willcox BJ, et al. The Okinawa Program, Harmony, 2002.

在图4-5中，我们看到冲绳岛居民患癌症或心血管疾病的人数远远少于美国人，甚至远少于生活在日本其他地区的人们。

就大脑老化及相关疾病而言，威尔科克斯和他的同事发现，与美国同龄人相比，不同年龄的冲绳人痴呆症患病率降低了30% ~ 50%。

除了饮食，冲绳人长寿的原因还有什么？威尔科克斯和他的同事认为，体力活动也是他们长寿和健康的关键因素。这些活动包括园艺、武术和舞蹈。我访问其他三个长寿地区（加利福尼亚洛马林达，意大利的撒丁岛和卡拉布里亚）后，发现当地老年人也有类似的高频率运动行为。我将在第五章更详细地讨论运动和健康长寿之间的关系。

威尔科克斯和他的同事还观察到冲绳人都很讲究灵修，他们信奉医生和巫师。其实，灵修对长寿的影响不如饮食那么明显，但人

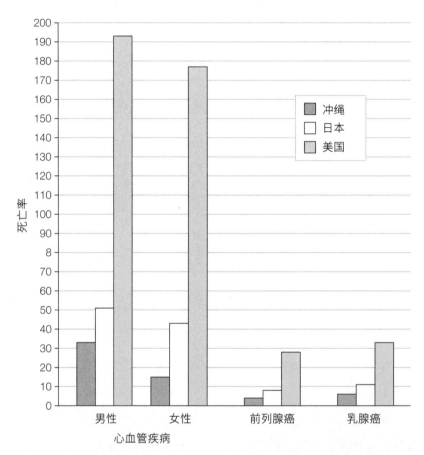

Wilcox BJ et al. "Caloric Restriction, the Traditional Okinawan Diet, and Healthy Aging, " Annals of the New York Academy of Science, 2007.

图4-5　冲绳、日本与美国居民心血管疾病、前列腺癌和乳腺癌的死亡率比较

们经常发现它与长寿人群有关。许多科学研究表明，灵修可有效预防和治疗某些疾病和临床状况。在采访了世界各地的百岁老人后，我认为他们的共同点不是灵修本身，而是使命感和生存的意愿。一位杰出的同事曾告诉我他的理论："世界上许多寿命长的人有一个共同点，那就是，他们都很坚强。"他们都是勇敢的斗士，即使他们的孩子死了，他们也会继续"战斗"。就像法国的珍妮·卡尔门，她创下了122岁的长寿纪录，比她的女儿和孙子多活了几十年。卡尔门117岁时戒烟，不是出于健康的原因，而是因为她眼睛实在看不清，不能亲自点烟，而她也拒绝寻求帮助。她以诙谐著称，人们都记得她曾说过："我只有一条皱纹，而我正坐在它上面。"

虽然这一点很难量化，但我认为有些百岁老人是从上帝那里获得生活的力量，也有些是从家人那里寻得生活的力量，但更多的人是在生活的乐趣中找到的——经过多年的战争和饥荒后，好不容易品尝到他们梦寐以求的鸡蛋或喝上一杯红酒。这让我想起了意大利，以及世界上我最喜欢的两个人。

萨尔瓦托雷·卡鲁索和意大利的莫洛奇奥

虽然我的祖父母多年前就去世了，我的父母也很少回老家，但我始终记得我在莫洛奇奥度过的多个夏天。即便后来我定居在洛杉矶，也仍坚持回去拜访。我认为这个隐没在阿斯普罗特山脉的小村庄以及当地居民都值得我每年返回意大利时稍作停留。但我从未想过这个让我拥有那么多美好童年回忆的小镇上的老人无意中竟证实了我们在实验室中关于营养和长寿的发现，以及在美国人群队列的流行病学调查结果。

那是2006年前后，我在莫洛奇奥（一个我父母都在那里长大、拥有2000人口的村庄）的叔叔告诉我，萨尔瓦托雷·卡鲁索已经100岁了。我心里想着这可是极其重大的事情啊。记忆中萨尔瓦托雷是一名会计，以讲有趣的故事而闻名，他甚至写了一本书来记录一生。

年复一年，莫洛奇奥百岁老人的数目不断增加。到2010年，已有4位村民活到100岁了。于是我开始拜访萨尔瓦托雷等几个人，并询问他们的生活方式和饮食习惯（见图4-6）。除了解到关于饮食和长寿的宝贵信息，这些百岁老人在几秒钟内回忆起100年来的历险、战争和各种故事更是弥足珍贵，他们的经历经常可以使你大吃一惊或开怀大笑。很快，我便意识到莫洛奇奥是世界上百岁老人最集中的地方之一。

拥有自己的土地并在那里种植橄榄树的萨尔瓦托雷不断讲着他的口号："不喝酒、不抽烟、不近女色。"这使他在镇上不是很受欢迎，因为这意味着生活没有酒神（葡萄酒），没有香烟，没有爱神（美女）。然而，与大多数百岁老人一样，他们讲述的故事可能与事实大相径庭；事实上，萨尔瓦托雷结了婚，也有孩子，还经

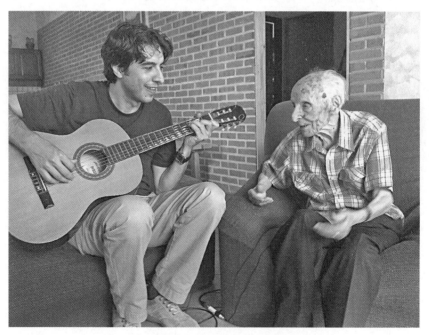

图4-6　作者与萨尔瓦托雷·卡鲁索在一起

常喜欢喝点儿葡萄酒。我不必过多询问其饮食习惯，因为他与我祖父吃的一样：黑面包、橄榄、橄榄油、核桃、杏仁、鳕鱼干、西红柿，以及几乎每天都吃的最重要的意大利面，面条餐盘中伴有大量蔬菜和豆类（包括带豆荚的青豆）——这种面食至今仍变着法子频频出现在我的餐桌上。

为什么萨尔瓦托雷、我的祖父以及莫洛奇奥的其他人都喜欢吃这些豆子？因为这是当地的特产，也是他们所能负担得起的食物。不足为奇，生活困难造就了这个地区的传统饮食。一部在莫洛奇奥拍摄的纪录片中有这样一个小故事，一位法国电视台记者问莫洛奇奥的另一位百岁老人，她年轻时每周吃多少次肉。起初，她并不明白这个问题。当她的女儿用当地方言翻译给她听时，她大笑起来："肉，是的，我吃过肉。有一次，我和朋友偷偷混进了一场婚礼，我们一起吃了肉。"我们太习惯于以每周吃肉的次数来评价肉食摄入量，以至于压根儿没有意识到，对于一些莫洛奇奥的百岁老人来说，吃肉的机会少之又少。

几年后，我来到另一个我每年都热衷前往的神奇地方——厄瓜多尔的南部山区，当时我正研究那里的莱伦氏综合征村民。记者斯蒂芬·霍尔采访了我，他正在为《国家地理》（2013年5月期）撰写一篇关于世界上特别长寿地区的封面故事。我跟他说起了我祖父的村庄，并告诉他："如果你真想结识那些活到高龄还没有疾病困扰的人，那你一定要去我父母的家乡看看。"斯蒂芬问了几个问题，但都是如同我所想的：听起来长寿非常容易实现。令我惊讶的是，几个月后，他在那里给我发了电子邮件。"我在莫洛奇奥，"他写道，"我刚证实这里2000名居民中有4名百岁老人以及4名99岁的老人。"莫洛奇奥的百岁老人成了这个故事的亮点。

我与同事朱塞佩·帕萨里诺携手得出的一个重要结论是：莫洛奇奥的百岁老人往往与子女的家人生活在一起。因为年轻一代已采用了更现代的饮食方式，我们推测许多百岁老人在他们80 ~ 90岁时会过渡到以动物性食物为基础的高蛋白饮食，可能对于他们如此长寿发挥了重要的促进作用。也就是说，在生命的前七八十年间保持多蔬菜、低蛋白饮食，然后转向富含蛋白质的饮食以及动物性食物，如鸡蛋、鸡肉、牛奶和某些奶酪等，可以延缓衰老并优化莫洛奇奥百岁老人的健康状况。这一解释与我们的发现相吻合，即低蛋白质摄入量与长寿和65岁以下人群癌症发病率降低有关，而在66岁以上的人群中则不然。[22]事实上，我们知道IGF-1和其他促衰老激素水平在80岁后会降到很低。这可能会使严格的低蛋白饮食在晚年生活中不那么有利于对抗癌症和糖尿病，也可能成为免疫系统工作和伤口愈合过程中脆弱和缺陷的风险因素。同样，这个问题不需要复杂的变化，通过维持"长寿饮食"直到65岁或70岁，然后逐步将蛋白质和总体营养供应水平增加10% ~ 20%，就可以保持健康的体重和肌肉力量。

意大利韦尔巴尼亚的艾玛·莫拉诺

另一位我最喜欢的人是来自意大利韦尔巴尼亚的艾玛·莫拉诺（见图4-7）。艾玛于2017年去世，享年117岁。记录显示，艾玛是有史以来最长寿的意大利人；直到去世，她还享有世界上最长寿之人的头衔。《纽约时报》的一位记者问我："为什么每天吃三个鸡蛋、吃很多肉类的艾玛是人类历史上寿命最长的女性？"我的回答正如报纸文章中所引述的那样："如果你选择100名百岁老人，你就会得到100种不同的长生不老药。"[23]

事实证明，虽然艾玛晚年吃了不少鸡蛋和肉，但她一生的饮食

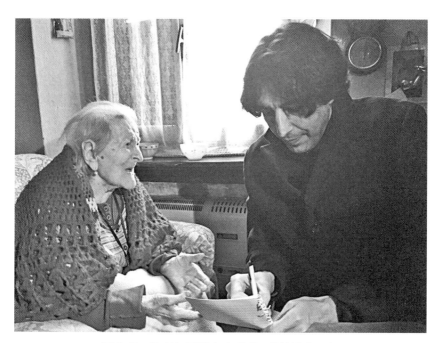

图4-7　作者与百岁老人艾玛·莫拉诺在一起

或许更多以植物性食品为基础，吃了大量的大米和蔬菜通心粉汤。更重要的是，艾玛可能拥有可以使人活到100岁概率增加很多倍的恰当基因。她母亲活了94岁，姐姐活了102岁，另外两个姐妹都活到98岁，弟弟则活了90岁。

　　研究表明，百岁老人的儿子患高血压、急性脑血管疾病、癫痫、心脏病和糖尿病的发病率总体能降低50%。根据这些数据，如果你父母当中有一位存活年龄超过87岁，则你罹患癌症的概率将降低24%。[24]这与我们在厄瓜多尔莱伦氏综合征患者身上看到的情况类似：那些保持非常不健康饮食的罕见个体变得超重或肥胖，但仍过着健康长寿的生活。此外，艾玛还得到了优秀的卡洛·巴瓦医生的照料，他在过去30年里对艾玛的医疗决策无疑为她的长寿纪录做出了贡献。

科学家们正试图测试和生产能够产生与延长健康寿命基因突变相同效果的药物，但这些药物在未来许多年内还无法实现。就目前而言，我们所吃的食物便是预防和治疗疾病最有效的干预措施。

艾玛还能想起很多事情，但她谈论最多的是她那个7个月大夭折的儿子，以及她如何在前夫虐待后收拾行囊离开。这是在她30多岁时发生的事，到她给我讲她的这些故事时，已过去将近80年了。她对相册一丝不苟的保护给我留下了深刻的印象。她不让我碰它，当我离得太近时她就会推开我的手。她让我知道，在未来很长一段时间里，她仍然需要它。

她对生活的热情也明显体现在其他方面。2015年拜访艾玛时，我们小组的一个研究员提议带一条围巾作为礼物。但我想最好带点儿艾玛更喜欢的食物，所以我们给她买了一个水果蛋糕。当我把蛋糕送给艾玛时，她又累又心不在焉，所以没说什么关于蛋糕的话。她的反应让我觉得她不喜欢蛋糕，也许带条围巾会更好。我们互相问候时，她的一个侄女说："别担心，婶婶，我会把蛋糕放在你旁边靠近枕头的地方。"仅5分钟后，艾玛便兴致勃勃地吃起蛋糕。10分钟后，蛋糕便吃完了。艾玛用一种很有条理的方式把它吞了下去，她大吃了一顿，连一点儿蛋糕屑都没有掉，还喝了一碗汤，吃一些鸡蛋。

撒丁岛：长寿之岛

尽管我现在才开始关注意大利撒丁岛努奥罗地区的百岁老人，但研究人员詹尼·佩斯、米歇尔·普兰、卢卡·迪亚纳，以及作家丹·比特纳已使这个地区闻名于世。在撒丁岛蓝色地区的某些村庄，百岁老人的人数达到了世界最高水平，甚至可能高于莫洛奇奥。

如今，许多地区，尤其是俄罗斯和南美洲，都声称拥有长寿之乡。但这些地区的长寿故事往往是那些想吸引记者和游客前来的居民捏造出来的。撒丁岛与它们不同，它是经过人口统计学家证实的长寿之乡。撒丁岛人所吃的食物可能你现在已经熟悉了：植物性食物居多，有豆类、全麦面包和大量的蔬菜。他们还吃由绵羊奶制成的高 ω-3 脂肪酸奶酪——羊乳干酪，因为这在当地产量很高。

洛马林达：加利福尼亚州的长寿之地

距洛杉矶一小时车程的基督复临安息日会教堂一直受到加里·弗雷泽博士和洛马林达大学其他学者的密切关注。当研究人员将隶属这个教堂的加利福尼亚人平均寿命与所有加利福尼亚人的平均寿命比较时，他们发现素食主义基督复临论者男性比一般加利福尼亚男性多活了将近10年。基督复临论者女性的平均寿命比加利福尼亚女性多活近6年。[25]同样，在长寿的素食主义者加利福尼亚基督复临安息日会教徒中，那些每周至少吃5次坚果、每天吃不少于两份蔬菜，以及每周吃不少于3次豆类食品的人寿命最长，疾病的发病率得以降低便不足为奇了。除了素食主义，加利福尼亚基督复临安息日会信徒的其他共同特点便是晚餐开饭早且吃得清淡、经常锻炼、保持健康的体重和腰围。即使在南加利福尼亚州这个时尚饮食中心，最长寿社区的成员也会大量食用蔬菜、豆类、核桃和杏仁，这些食物每天散布于他们在12小时内摄取的两三餐中。

第五支柱：复杂系统研究

这显然是最抽象的支柱，但它可在得出可靠结论方面发挥重要的支撑作用。例如，我们可通过考虑保养欠佳的汽车随着时间的延长降低燃油效率，从而更好地理解年龄对老年人、身体虚弱的美国人以及百岁老人摄入高蛋白和加大食物需求的影响。另一种利用汽车或飞机等复杂系统理解人类衰老的方法是：将人体所需的复杂营养成分与汽油（能量来源）、刹车液、散热器冷却剂和润滑机油比较。例如，散热器没有参与汽车的运行，但它冷却引擎的能力，使其对汽车的寿命至关重要。

无论是人体还是汽车，即使是相对较小的子系统（如散热器）所需的流体水平，低液位也可能加速老化并导致整个系统崩溃。人类身体的营养不良正如汽车中的润滑机油或其他液体水平过低。另一种比较是：汽车和人体一样，需要优质刹车油和燃料以使其刹车和引擎运转正常。如果这些产品质量低劣或类型不匹配（类似于我们日常饮食中的饱和脂肪），发动机和汽车的其他部分可能会损坏并加速恶化。最终，这种损害会导致汽车出现必须修理的问题，就像人类在衰老过程中会患上疾病一样。这些类比有助于简化人体生物化学的复杂性，强调营养物质及其功能、衰老和疾病之间的基本联系。正如我所提到的，虽然蛋白质、不饱和脂肪和碳水化合物在合适水平是有益的，但过量的蛋白质、饱和脂肪和糖类会加速衰老并损害身体。这不足为奇，因为在人类进化的环境中，蛋白质、糖类和饱和脂肪在很长一个历史时期内都是很难获得的。

长寿饮食总结

1. 素食为主，再吃一点儿鱼，每周最多有两三餐吃鱼。选择富含 ω-3、ω-6和维生素B_{12}的鱼类、甲壳类动物和软体动物（如鲑鱼、凤尾鱼、沙丁鱼、鳕鱼、海鲷、鳟鱼、蛤蜊、虾；详见附录二）。注意鱼的质量，选择汞含量低的鱼。

2. 如果你还不到65岁，保持低蛋白质摄入量（每千克体重0.68 ～ 0.8克）。体重60千克的人每天可以摄入40 ～ 47克蛋白质，体重90 ～ 100千克的人每天可以摄入60 ～ 70克蛋白质。65岁以上的人应稍微增加蛋白质摄入量，包括鱼、鸡蛋、白肉以及来自山羊和绵羊的产品，以保持肌肉质量。食用黄豆、鹰嘴豆、青豆及其他豆类以作为蛋白质的主要来源。

3. 尽量减少食用动物饱和脂肪（如肉类、奶酪）和蔬菜来源的单体糖，并最大限度地增加优质脂肪和复合碳水化合物。食用全谷类食物和大量蔬菜（如西红柿、西蓝花、胡萝卜、豆荚等），搭配大量橄榄油（每天3汤匙）和坚果（每天28克）。参见附录一中的两周饮食计划。

4. 遵循高维生素和矿物质含量的饮食，每3天补充一次复合维生素制剂。

5. 在本书所讨论的食材中选择你祖辈可能吃过的食材。

6. 根据你的体重、年龄和腹围决定每天吃两餐还是三餐（参见第八章的糖尿病指南）。如果你超重或容易发胖，每天吃两顿饭：早餐和午餐或晚餐，外加两种低糖（少于5克）且热量少于100卡路里的零食。如果你处于正常体重或容易减重，抑或超过了65岁且体重正常，那么每天吃三顿饭以及一份含量不到100卡路里的低糖（少于3 ～ 5克）零食。

7. 把所有的食物限制在12小时内完成进食；例如，从早上8点开始到晚上8点结束。睡前三四个小时内不要吃任何东西。

8. 在65 ～ 70岁之前，根据你的体重和虚弱程度，每隔1 ～ 6个月应进行一次为期5天的FMD（详见第六章），间隔时间取决于你的体重目标。可能的话，听从营养师或医生的建议。

9. 遵循以上8条原则，直到你达到并保持健康的体重和腹围。

第五章 | 运动与健康长寿

Exercise and Healthy Longevity

来自百岁老人的经验

那些百岁高龄仍身体健康的人通常是一直保持活跃或高度活跃状态直到老年的人。当然也有例外，假如你认真观察那些百岁老人或你家族里的人，很可能就会找到一些不同寻常的个案：他们想吃什么就吃什么、很少运动，却依然顺利活到相当高寿。阿尔伯特·爱因斯坦医学院的尼尔·巴兹莱研究了纽约德系犹太人中的百岁老人，结果发现，他们当中许多人是完全不运动的。至于他们长寿的原因，很可能是遗传基因在起作用。显然，基因是决定寿命长短最关键的因素。了解这一点，是因为我们已发现了对小鼠和人类的年龄相关疾病具有高度保护作用的基因突变。我们也了解到黑猩猩即使饮食上无可挑剔并且经常锻炼，依然不可能接近人类的平均寿命。尽管黑猩猩拥有与人类基因95%的相同序列，它们也很少能活过50岁。关于基因，我们无能为力。除了改变饮食，影响寿命的第二个关键可控因素就是体力活动。

在日本冲绳，我听到过永不退休的渔民的故事；看过一个90多岁的女人头上顶着大瓶子跳舞，这是她每周要重复多次的活动，不跳舞的时候，她喜欢弹奏传统的日本乐器。在意大利卡拉布里亚，110岁的萨尔瓦托雷·卡鲁索告诉我，他每天都要步行到橄榄园，并要在橄榄树上花费很多力气。在美国洛马林达，长寿的基督复临安息日会教徒也以高强度的锻炼著称，包括快速行走和去健身房。[1]当丹·贝特纳让长寿的哥斯达黎加人分享他们的长寿秘诀时，他们说自己一辈子都热衷于从事体力劳动。我向撒丁岛牧羊人古镇的长寿居民提出同样的问题，他们告诉我每年11月左右他们就会离开家，直到来年4月或5月才回来，这样他们就可以把羊群赶到低海拔且较温暖的地区，在那里羊儿可以找到越冬的食物。[2]

那么什么体力活动最有益于健康长寿呢？就选那个你最喜欢也能够轻易融入你的日常安排，并能够一直坚持到超过100岁的体力活动吧。许多冲绳人练习武术，尤其是一种具有舞蹈风格的太极拳。其实，选择哪种运动类型并不重要，重要的是每周要花5～10个小时让你身体的所有部位都得到锻炼，一直到你呼吸急促并出汗。

我不是在主张每周都要跑马拉松，让身体过度劳累其实并不可取。结合我们之前讲述的"复杂系统研究"支柱，想想为什么没有人愿意买一辆才5年就跑了16万千米的汽车呢？因为尽管它相对来说还比较新，但已经被过度驾驶。你可以更换轮胎、底盘，重新油漆，但是你不可能更换每条皮带、软管和所有阀门，因此一些组件很有可能由于过度使用而出现故障。另一方面，你也不希望大部分时间把车停在车库里，因为这最终也会导致它抛锚。

人体也是如此。锻炼很重要，但不要过度运动，因为膝盖、臀部和关节有时很容易受损——尤其不要在你已经感到疼痛时仍继续运动。但从积极的一面来看，某些运动和饮食可使组织自我修复和再生，因此人体比起汽车有着天然的优势。

优化运动，实现长寿

以下是一些为优化健康和长寿而编制的运动指南。

每天快步行走一小时。每天步行一小时的目标很容易实现。例如，在你的工作地点附近找一家步行15分钟的咖啡店或餐馆，每天特意去两次。你也可以选择在周末步行而不是像平时一样开车来实现步行目标。我每年都会带我在南加利福尼亚大学的学生从洛杉矶到意大利热那亚待上3个星期。第一天，我们徒步游览这座城市。然后我会敦促他们在这段时间继续到处走走。到课程结束时，他们已经习惯在城市里走来走去而不是乘车了；同时，他们也认识到自己很享受这样的生活并且总体状态有了改善。

每隔一天骑车、跑步或游泳30～40分钟，再加周末两个小时。实现这一目标的最佳方法是同时拥有一台固定式自行车训练器和一辆公路自行车。如果可以，就到户外去骑自行车；做不到的时候，就用自行车训练器高速挡来锻炼（使用自行车训练器的高磁阻选项，这会增加你踩踏板的难度——就像是在上坡一样）。10分钟后，你就该出汗了。如果你在街上骑车，其中至少有10～15分钟走上坡路。每隔一天骑行大约40分钟，周末骑行两小时。

骑自行车可能比跑步更健康，因为它大大减少了关节的压力。然而，一项长期研究表明，健康的老年人长跑与骨关节炎没有关系，因此长跑造成的伤害可能比我们想象得要小。[3]事实上，另一项以

74 752名跑步者为对象进行的7年跟踪研究得出结论：跑步既减轻了体重，也降低了患骨关节炎的风险。[4]

根据长寿的支柱之一（复杂系统研究），我们可以得出结论：比起跑步，骑自行车更为可取。但如果按照长寿的另一支柱（流行病学研究），跑步似乎也毫不逊色。然而，它的积极效果可能会随着时间的推移而发生变化，也会因个体在受伤或关节损伤后还继续跑步而有所不同。因此，我推荐将骑自行车作为首选，但如果能遵循下面要讲述的限制条件，跑步也是不错的选择。游泳是另一种理想的锻炼方式，尽管其对长寿的益处所受到的关注比跑步少。

充分锻炼你的肌肉。原始人进化成一种会走路、跑步、爬树和登山的物种，无时无刻不在使用着不同的肌肉。现在人们用电梯和自动扶梯代替了楼梯、用开车代替了步行、用洗碗机和洗衣机代替了用手洗盘子和衣服、通过买食物代替了种植，甚至一些简单的修理工作也是在住处附近雇人上门做而不是亲自动手。

身体的每一块肌肉都需要经常使用，因为肌肉只有在受到挑战的情况下才会生长、维持或增强力量。快速爬六层楼梯会引起腿疼，特别是在很久没有爬楼梯的情况下。疼痛说明肌肉受到轻微损伤。在蛋白质足够的情况下，肌肉损伤会激活"肌肉卫星细胞"，最终促进肌肉生长。通过做一些具有挑战性的简单日常运动，受到轻微损伤的肌肉能得到修复。当然，如果负重运动的负荷过重或者重复损伤已发炎的肌肉或软骨，轻微的损伤就会变成严重的伤害了。肌肉训练必须量力而行，避免急性损伤以及因为忽视疼痛并继续给受伤的关节施加压力造成的慢性和习惯性损伤。

运动时长、强度和功效

为优化健康长寿的效果，我们到底要锻炼多长时间、付出多少努力呢？大多数将运动和长寿联系在一起的研究仅基于"流行病学研究"的单一支柱，因此是不足以得出运动对长寿起主要作用这一可靠结论的。尽管如此，运动和长寿的关系研究仍然为我们提供了非常有价值的信息，特别是追踪了成千上万个研究对象的研究。

一项旨在明确运动和长寿之间联系的澳大利亚研究对204 542名年龄在45 ~ 75岁的人进行了为期8年的监测。每周进行超过150分钟中度到剧烈运动的小组显示其总体死亡率降低了47%，而每周中度到剧烈运动300分钟的小组则降低了54%，可见，两倍的运动量并没有带来相当的额外益处。[5]倒是那些只是偶尔剧烈运动的人，总体死亡率又降低了9%。

代谢当量任务（梅脱，MET）通常被用来表示体力活动的强度（见表5-1）。1梅脱被定义为静坐时所消耗的能量，相当于每千克体重每小时需要消耗1千卡热量。中等强度的运动需消耗3 ~ 6倍于静坐时所消耗的热量（3 ~ 6梅脱）。剧烈运动消耗的热量是静坐时的6倍以上（超过6梅脱）。

表5-1 运动项目和相应的体力活动强度

低强度运动≤ 3 MET	3 MET < 中等强度运动 ≤ 6 MET	6 MET ≤ 高强度 运动
慢步走	快步走 > 6千米/小时	爬楼梯/户外徒步旅行
慢速骑单车	骑单车 16 ~ 19千米/小时	骑单车 > 19千米/小时
站立，做轻松的工作	园艺种植	踢足球
办公室工作	慢跑	跑步 > 10千米/小时

另一项大型研究综合了美国和欧洲国家的6个研究项目数据，对661 137名男性和女性（他们的中位年龄为62岁）进行了为期14年的跟踪调查。在此期间，116 686名参与者死亡。数据显示，与不运动的人群相比，那些即使每周只有不到150分钟中等强度运动或少于75分钟剧烈强度运动的人的死亡率降低了20%。那些每周进行中等强度运动超过150分钟或超过75分钟剧烈运动的人的死亡率降低了31%。而每周进行中等强度运动超过300分钟或150分钟高强度运动的人的死亡率降低了37%。[6]同样，运动150分钟或300分钟的效果区别也微乎其微，即超出这个限度的运动量给健康带来的额外收益很小。但研究表明另一个趋势，那些运动了10倍于最小建议运动量的人，其潜在的益处会更少。

蛋白质摄入和力量训练

大多数人认为摄入高蛋白对维持或增加肌肉质量是必要的。然而，一些研究表明，每天每千克体重蛋白质摄入量超过0.39克并不会增加肌肉的生长，而通过一餐低碳水化合物或极低碳水化合物膳食摄入30克蛋白质，可以优化肌肉的合成。[7]为了取得最好的效果，30克蛋白质应在抗阻训练后1 ~ 2个小时内摄入，例如举重或做俯卧撑。无论是年轻人还是老年人，理想的肌肉合成都发生在这个人举起或推动的重量是他能力上限的60% ~ 75%时。[8]

优化身体活力总结

1. 每天快步走1小时。

2. 走楼梯而不是自动扶梯和电梯。

3. 周末到处走走，甚至可以到很远的地方去（尽量避免去被污染的地方）。

4. 每周做2.5 ~ 5小时的中等强度运动，其中一部分可以是高强度的运动。运动的大部分有益效果来自前2.5小时，这使得额外的运动可有可无。

5. 采用力量训练或自由负重运动来增强所有肌肉的力量。

6. 为最大限度促进肌肉生长，在一次相对剧烈的重量训练1 ~ 2小时后，随餐一次性至少摄入30克蛋白质。

第六章

模拟禁食饮食、体重管理和健康长寿
Fasting-Mimicking Diets, Weight Management,
and Healthy Longevity

　　我在上文提到，1992年我曾目睹导师罗伊·沃尔福德在经历
了近两年严苛的热量限制饮食后走出"生物圈2号"时的情景。看
着罗伊和另外7个瘦骨嶙峋的人，当时我就想："一定要找到更好
的方法来延缓衰老并预防疾病。"10年后，在苦苦探寻既能控制癌
细胞又能保护癌症患者的治疗方案时，我想起了我在加利福尼亚
大学洛杉矶分校的博士研究时做过的面包酵母菌实验。其结果表
明：将酵母菌细胞从高糖培养基中转移到纯净水中，可保护它们免
受各种毒素的侵害，同时使细胞的存活时间延长两倍。由此我们
最终确定：将老鼠从通常的高热量饮食转为喝水也能保护它们免受
类似毒素的侵害。既然我们已经懂得无论是人还是猴子，如果长
时间限制卡路里的摄入都会面临一系列的副作用，比如免疫系统
缺陷、伤口愈合延迟问题、极低体重、高应激压力，等等，我在
想：在老鼠恢复正常饮食后，短期断食还能继续起到保护作用吗？
如果能，我们就可以设计一个易于操作的周期性短期断食，它几乎

没有什么负担，而且时间和频率也完全是每个人可以控制的。如果将断食时间限制在每月不超过一次的四五天，我们可以将其副作用降到最低。

理论上这是一个极好的方案，然而当我们在癌症患者身上测试纯水断食时，为期3天的试验并没有取得预期的巨大成功。不是因为结果很糟糕（实际上这非常有前景），而是因为当时正在接受化疗的病人很难接受如此极端的断食治疗，他们的医生和护士对这一想法也非常抗拒（有关癌症预防和治疗的更多信息，详见第七章）。所以我们需要找到一个不同的解决方案。

在我们对小鼠的癌症研究中，已确定血液中要出现四个主要变化才意味着小鼠由于断食进入了一种受保护的状态：①生长因子IGF-1水平降低；②葡萄糖水平降低；③脂肪分解的副产物酮体含量升高；④更高水平的生长因子抑制剂（IGFBP1）。

为了达到这些效果（即模拟断食），我们精心配制了一款低蛋白、低糖、富含健康脂肪的饮食，并利用我实验室开发的多项辅助营养技术以确保适当的营养和最佳治疗效果。我们将这一方案称为模拟禁食饮食（FMD），并且后来又进一步将其开发成ProLon方便产品。

我们在16个月大的小鼠（相当于45岁的成年人）身上进行了为期3天的ProLon产品干预实验（见图6-1 ~图6-3），其效果非常显著：

· 其下四分位寿命（即75%的小鼠能够存活的年龄）延长了18%，中分位寿命增加了11%。

· 食用ProLon的小鼠食物摄入量与食用正常饲料的对照小鼠相同，但它们的体重减轻了，且主要减少了腹部脂肪，而没有肌肉质量的损失。

· 年龄依赖性骨矿物质密度流失得到遏制。

- ProLon饮食组小鼠的肿瘤患病率降低了近一半，而且绝大多数老鼠癌症发病时间从普通饮食组的20个月（约相当于人类60岁）推迟到了26个月（约相当于人类70岁）。此外，ProLon组小鼠发生异常病变的部位往往不超过两个器官，这表明许多肿瘤可能是良性的。
- 皮肤炎症性疾病发病率减少了一半。
- 在ProLon饮食组，干细胞依赖性再生过程使免疫系统恢复活力；再生也发生在肝脏、肌肉和大脑部位，并且数种类型的干细胞水平有所提高。
- 在三种不同的认知测试中，ProLon组老年小鼠在运动协调（跑台）、学习和记忆方面的表现优于对照组。

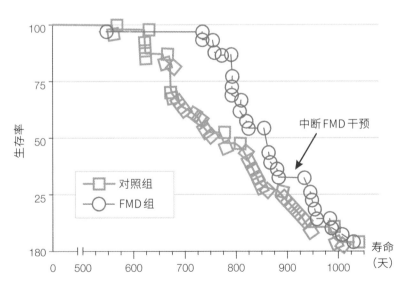

图6-1　从16周开始每月接受两次FMD小鼠的生存曲线

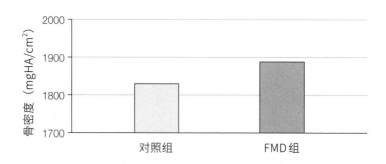

图6-2　与对照组小鼠相比，FMD组老年小鼠骨密度流失量（mgHa）减少

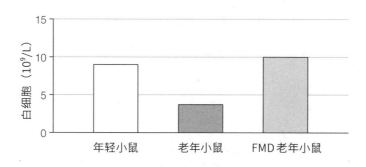

图6-3　中年小鼠接受FMD干预后免疫系统恢复活力

　　与对中年小鼠的ProLon轻断食研究一致，我们在以下几章中讨论的其他几项小鼠研究表明：定期断食能促进免疫系统、神经系统和胰腺中的干细胞依赖性再生。断食本身会破坏许多受损的细胞和细胞内的受损成分，但同时也会激活干细胞。一旦老鼠重新开始进食，这些干细胞就会成为再生器官或系统程序的一部分，新再生的细胞具有更年轻、功能更强的细胞特征。[1]此外，作为自噬过程的一部分，各种细胞的内部成分被部分重建，这也有助于细胞的再生。

采用ProLon轻断食对人类的影响：一项100名受试者的临床试验

以上这些来自小鼠研究的显著效果促使我们为人类开发出了一种相应的FMD方案。与我们为癌症患者配制的FMD不同（详见第七章），这种饮食方案含有足够的卡路里、维生素、矿物质和必需营养素，只需最低限度的医疗监督。

戒断食物摄入这一传统可追溯到几千年前，虽然人们对史前时期人们的断食规律知之甚少，但可以肯定的是：对于旧石器时代和新石器时代的人类祖先来说，周期性的长时间断食并不罕见。现代社会人们几乎已不再进行宗教斋戒。仅凭断食在历史上是大多数宗教的普遍做法这一事实就足以支持这一观点：断食不是一种时尚饮食，而是我们历史和进化的一部分。然而，宗教斋戒的出发点从前不是、现在也不是健康方面的考虑，所以关键是要明确真正有益于健康的断食时间和类型，同时尽量减少与断食有关的负担和安全问题。现在媒体广泛使用的标签是"间歇断食"。我认为这种指向是有问题的，因为就像"地中海饮食"或"适度饮食"一样，它允许人们即兴选择12小时到数周不等的断食期。这给人的印象是：仅因它们都包含一段"不吃东西"的时间，就能给健康带来类似或等同的益处。事实上，它们能产生截然不同的效果。例如，如果我们将断食看作是从燃糖为主的模式转变为燃脂模式所需的时间，那么只有持续两三天或更长时间的断食才可视为断食。同等的断食时间似乎是触发"再生"程序激活所必需的。这并不是说短时间不吃东西没有好处，而是说我们不要应用诸如"间歇性断食"这样的词囊括大不相同且效果悬殊的干预措施，就像我们不会把步行15分钟和跑马拉松相提并论一样。

我们从北加利福尼亚的正北健康中心、德国和西班牙的布辛格·威廉米诊所等项目获得了大量关于长期断食的安全数据。那里每年都有成千上万名患者在医务人员的监督下进行一周或更长时间的断食。由于这些断食方案要么只喝水（正北健康中心），要么每天只摄入几百卡路里（布辛格·威廉米诊所），所以在专门的诊所和医疗监督下实施至关重要。一些医生和营养学家为门诊病人提供断食服务，但这需要专业知识，而且有可能很危险。

相比之下，我们为期5天的FMD具有以下目的：

1. 提供足够的卡路里以保证人们离开诊所也是安全的；

2. 提供大多数人喜爱的各种饮食成分；

3. 100%基于植物性食物，如第四章长寿饮食中所述；

4. 即使做不到更有效，至少也要和断食有同等效果。

如我们的动物研究表明的那样，FMD通过以下过程延缓衰老并促进健康长寿：

· 将所有细胞切换到受保护的抗衰老模式；

· 促进自噬（细胞部分自噬），并用新生成的功能正常细胞的成分取代受损细胞的成分；

· 将许多器官和系统中的受损细胞杀死，以活化干细胞来源的新再生细胞取而代之；

· 将身体转变为腹部/内脏脂肪燃烧模式，这种模式在恢复正常饮食后仍然持续（其中的原因可能在于表观遗传变异，即DNA和DNA结合蛋白质的改变）。

我们在南加利福尼亚大学医疗中心对100名患者的随机研究取得了令人瞩目的结果（见表6-1）。在3个月的时间里，每个月进行为期5天的FMD在以下方面取得显著成效。

表6-1　3个周期的FMD后，糖尿病、癌症、心血管疾病风险因子水平降低
　　　　（100名受试者的随机临床试验）

减重	肥胖患者减重超过3.6千克，其中多为腹部脂肪
肌肉质量	相对于体重有所增加
葡萄糖	高空腹血糖（达到糖尿病前期空腹血糖受损标准）受试者血糖降低了12mg／dL，糖尿病前期患者血糖恢复到正常范围；对血糖较低受试者没有显著影响
血压	中度高血压患者降低了6mmHg，但对低血压人群没有影响
胆固醇	高胆固醇血症受试者血液当中胆固醇含量降低了20mg/dL
IGF-1（与癌症高风险相关）	高风险范围内的受试者血液浓度降低了55ng/mL
C反应蛋白（CRP；一种心血管疾病风险因子）	降低了1.5mg/dL；大多数情况下，高CRP受试者恢复到了正常水平
甘油三酯	高甘油三酯血症受试者血液当中甘油三酯含量降低了25mg/dL

　　最后一轮ProLon FMD周期结束3个月后，试验对象仍受益于身体脂肪减少、腰围、血糖水平、IGF-1和血压等指标的下降。这表明：每3个月进行一次FMD或许就足以降低多种疾病的风险。

从内在唤醒青春

　　如果一对45岁的夫妇能生育一个近乎完美的婴儿，那么显然这个年龄的成人身体内包含所有必要的信息来生成一组新的、能存活的细胞、器官和系统，而不会传递给原卵母细胞和精子细胞任何损

伤。但是否有可能在成人体内触发同样的再生过程呢？

也许因为是我的团队发现了它的有益影响导致我有所偏倚；但我相信FMD可能是开始这种再生和自我修复过程的最好方法，它的副作用很小，甚至可能没有副作用（参见我在YouTube的TEDx演讲，"断食：从内在唤醒青春"）。上文介绍的随机临床试验结果是在以人类为研究对象，短短3个月内进行3个周期、每周期5天的FMD后取得的。其中的发现与我们的小鼠研究一致，说明FMD能通过分解和使细胞内成分再生（自噬）、杀死和替换受损细胞（再生）起作用。事实上，无论在人类还是小鼠身上，我们都检测到在FMD期间血液中循环干细胞的短暂升高（见图6-4），这可能是引起多个系统再生和恢复活力的原因。

通过让人们采用某种专门的饮食，使生物体产生处于饥饿状态的错觉，大多数器官和系统就会清除不必要的成分（蛋白质、线粒体等），但同时也会杀死许多细胞。如此一来，由于它只需要维持较少的、没那么活跃的细胞的生存，生物体就能实现能量的节省。此外，被杀死的细胞和被自噬分解的细胞成分都可以为其他细胞提供能量。一个很好的类比就是把身体想象成一台燃烧木料但木料已

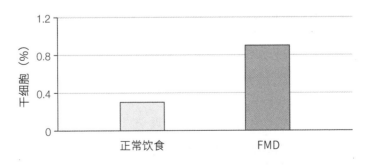

图6-4　FMD期间病人血液中的干细胞数量

不足的旧蒸汽机车。为顺利到达下一个燃料补给站，锅炉工可开始燃烧火车上最旧、最破的木质座椅和墙壁，从而使火车变得更轻便，同时产生维持列车运行所需的蒸汽。和列车到达燃料补给站后就可以重新制作座椅一样，一旦身体恢复正常的进食模式，就可通过激活干细胞或祖细胞并在细胞内启动修复和替换系统，从而重建流线型的细胞、系统和器官。

FMD 与药物和干细胞疗法比较

许多替代医学的倡导者完全回避传统医学甚至新技术。同样，许多探索新疗法的医生和科学家则不惜一切代价绕过替代疗法和自然干预。这对双方来说都是不可取的，而且往往意味着一种治疗或预防措施只是部分有效。

在第七章中，我将说明营养策略和常规疗法的结合是治疗小鼠癌症的最有效方法，并且很有可能在人身上也取得同样的效果。事实上，我的实验室已开始展示这种混合策略对人类的益处。然而，即使有效药物和干细胞疗法对于其他疾病和病症具有潜在的应用前景，从促进自愈和自我保护来看，它们也不应取代营养良好的生活方式以及自然干预；因为理想情况下，只有在自然干预力不从心时才应使用药物和更激进的治疗。其原因是，自然干预是数十亿年漫长历史进化的结果，在许多情况下可高度协调并尽量减少以致消除副作用，而药物或其他疗法都会产生副作用，其中一些副作用一直要到治疗实施数年后才会被发现。

例如，他汀类药物通过降低产生胆固醇的酶，羟甲基戊二酰辅酶 A（HMG-CoA）还原酶的活性实现降低血液胆固醇。但这种方法只是一种权宜之计，只能减轻疾病引起的其中一个负面症状而无法从源头上解决根本问题。我曾经向一位胆固醇专家请教："为什么有些人的身体会合成远远超出他们需要的胆固醇？人的身体是要做什么？"他既惊讶又恼火，回答说："我不知道，它本来就是这个样子。"

生命体不会浪费宝贵的资源产生不需要的分子。治疗高胆固醇血症和心血管疾病的正确方法不是去阻止这种分子的产生，而是要找出身体有什么地方功能不正常以及系统过量产生胆固醇时是对什么指令做出反应，这样才能从根本上解决这个问题。不假思索地阻止胆固醇的产生就像给过热的汽车引擎添加冷却剂一样——这无疑会有所帮助，但深层的引擎问题仍然存在，并最终导致汽车坏掉。的确，对11项随机研究的分析发现：服用他汀类药物无法改变死亡的风险。[2]大多数药物也是如此，无论它们针对的是葡萄糖、胆固醇还是血压水平，都不能解决问题本身，而只是试图限制所造成的损害。当然，有时它们非常有效，能够挽救或延长生命。但通常情况下，它们只会在解决局部问题的同时又引起新的问题。正如我在前几章中指出的，这就是为什么生物学家、医生和营养师应该携手合作，组成团队运用他们各自解决问题的技巧从而对病人产生直接和长期的疗效。我本人的实验室已和医生有多年的合作，我们希望有一天这将成为临床医学的标准做法。

举个例子，一个45岁胆固醇略高的人、一个患有轻度高血压的55岁男人，或者一个其祖母85岁死于乳腺癌的女士，根据我们的临床研究结果，联合应用之前所描述的长寿饮食和周期性的FMD可降低或逆转这些高风险因素，然后进一步避免甚至消除将来对药物或干细胞治疗的需要，或者允许使用较低剂量水平的药物。与药物干预和基于干细胞的治疗相比，FMD的主要优势在于：它能唤醒一种高度协调的反应机制，这原本就是人体内部的一种机制，只不过由于我们对食物长期、一成不变的摄入模式，已使这种反应处于休眠状态而已。目前，FMD试图以一种自然的方式恢复细胞、系统和器官的活力，它或许是解决许多与年龄和饮食有关的问题最安全、最有效的方法。

FMD通过利用数十亿年的进化来实现这一点，从而激活一个类似于胚胎发生过程（即胎儿的正常生长）的自愈程序。这一点我们已在老鼠和人类细胞中得以证实（见图6-5）。例如，我们可以通过胰腺的严重损伤和胰岛素缺乏构建Ⅰ型和Ⅱ型糖尿病小鼠模型，并证明周期性FMD能促进胰腺细胞再生以恢复胰岛素的分泌。[3]如本章前文所述，周期性FMD还可降低空腹血糖，使糖尿病前期受试者血糖恢复到正常范围。下文我将指出，在血压、血糖、胆固醇和炎症都正常的参与者中，历时3个月的FMD周期没有发现风险因素水平有明显变化；但我们发现，在FMD开始前具有高风险因素的人群

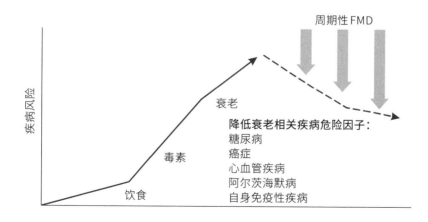

图6-5　FMD的恢复活力效应

当中发生了显著的变化。这与恢复活力的效应是一致的，它意味着身体损害或潜在问题的真正逆转，而不是简单地通过服用他汀类药物或糖尿病药物来阻断胆固醇合成或降低葡萄糖水平。

FMD

以下是我们在南加利福尼亚大学凯克医疗中心对100名患者进行临床测试的FMD的简化版本，目前，成千上万的美国和英国医生也在向患者推荐这一方案。迄今，至少有1万名患者接受过ProLon FMD治疗，并且没有出现过一例关于重大副作用的报告。本节的目的是向读者提供大致信息，以便你们在实行这一饮食方案时寻求医生和营养师的帮助，而不是提供具体的食谱让你们自行操作。经临床测试并由L-Nutra（一个领先的营养技术公司）商业化的FMD远比我下面描述的复杂，它是一个精确的配方，其中的成分通常在商店里找不到，它还提供了需根据患者体重来确定特定成分的剂量说明。出于安全性和有效性考虑，强烈建议患者采用ProLon FMD而不是可能无效甚至有潜在风险的"自制"版本。L-Nutra正在搭建一个由医生和注册营养师组成的网络系统，他们专攻这些综合疗法。更多信息和资源可在www.prolonfmd.com和我的Facebook页面@profvalterlongo中找到。（如前所述，我并没有从ProLon的销售中获得经济上的利益。）

谁适合FMD

· 18 ~ 70岁正常体重的健康成年人适合FMD。然而，有些基因突变与长期断食是不相容的。除轻微的虚弱、疲劳或头痛，如果出现任何其他副作用，应联系你的医生。通常情况下，喝少量果汁可缓解疼痛。

谁不适合FMD

· 孕妇。

· 体重过轻、身体质量指数很低或厌食症人群。

· 70岁以上的人群，除非健康状况良好且得到医生批准。

· 身体虚弱的人群。

· 患有肝肾疾病的人群。

· 受病理影响的人群，除非他们事先得到专业医生的批准。对于严重或相对严重的疾病（如癌症、糖尿病、心血管、自身免疫或神经退行性疾病等），关键是要寻求该种疾病专家以及具备FMD或治疗性断食方面专门知识的营养师的许可和批准。FMD在疾病治疗上的应用目前应仅限于临床试验，除非医生确定没有其他可行的方案且病人等不及稳妥的临床试验结果和轻断食批准。

· 服药期间的患者在未经其医生批准，未经营养师或专门研究FMD医生同意的情况下，不得进行。虽然有可能将FMD与许多没有副作用的药物结合使用，但FMD与某些药物同时使用可能导致严重的副作用。

· 患有低血压或正接受高血压药物治疗的患者如未经专业医生批准，不得进行FMD。

· 患有阻碍机体从甘油和氨基酸（葡萄糖异生）生成葡萄糖的罕见基因突变症患者。

· 训练或比赛过程中的运动员。FMD期间无法满足高强度的肌肉运动血液中所需达到的葡萄糖水平，会有晕倒的风险。

其他提醒事项

1. FMD切忌与降低血糖水平的胰岛素或药物联合使用，这种组合可能是致命的。轻断食结束时，患者可能仍对胰岛素十分敏感，以致血液中葡萄糖的含量低于正常水平。因糖尿病患者采用FMD可能有危险，我们建议只作为临床试验的一部分。有关即将进行的临床试验信息，可在我的Facebook页面@profvalterlongo上找到。

2. FMD期间不要进行高温和长时间的淋浴，特别是在炎热的天气。这可能有晕倒的危险。

3. 在你知道FMD有多大影响之前，须小心驾驶，或者最好不要开车。

4. 我们建议FMD期间有其他人在场。

多久进行一次FMD

这方面最好是在听取医生或注册营养师建议的基础上再做决定，但大体的指导方针如下：

1. 具有糖尿病、癌症、心血管或神经退行性疾病中至少两种风险因素的超重或肥胖症患者，建议每月一次。

2. 具有糖尿病、癌症、心血管或神经退行性疾病中至少两种风险因素的平均体重患者，建议每两个月一次。

3. 具有糖尿病、癌症、心血管或神经退行性疾病中至少一种风险因素的平均体重患者，建议每三个月一次。

4. 不经常运动但饮食正常的健康人群，建议每四个月一次。

5. 经常进行体育活动且保持理想饮食的健康人群（详见第四章），建议每六个月一次。

何时开始FMD

·很多人选择在周日晚上开始FMD，这样他们就可以在接下来的星期五晚上结束。这个决定纯粹是出于社交考虑，可以让他们在周五晚上恢复到过渡饮食、周六晚上进入正常饮食。

准备工作

· 我们建议在FMD前至少一个星期内遵循长寿饮食法，即每千克体重每天摄入0.8克蛋白质，这最好是从蔬菜和鱼类中获得。在这一周的准备阶段，应至少服用两次 ω -3多不饱和脂肪酸复合维生素补充剂（详见第四章）。

FMD

第一天 1100卡路里	500卡路里复合碳水化合物（比如西蓝花、西红柿、胡萝卜、南瓜、蘑菇等蔬菜） 500卡路里健康脂肪（如坚果、橄榄油） 1粒多种维生素和矿物质补充剂 1粒 ω -3/ ω -6多不饱和脂肪酸补充剂 不含糖的茶（每天3 ~ 4杯） 25克植物性蛋白质，主要是坚果 不限量的水
第二至第五天 800卡路里	400卡路里复合碳水化合物（比如西蓝花、西红柿、胡萝卜、南瓜、蘑菇等蔬菜） 400卡路里健康脂肪（如坚果、橄榄油） 1粒多种维生素和矿物质补充剂 1粒 ω -3/ ω -6多不饱和脂肪酸补充剂 不含糖的茶（每天3 ~ 4杯） 不限量的水
以上成分可分为早餐、中餐、晚餐食用，或者作为两餐和零食	
第六天 过渡餐	FMD五天后的24小时内，患者应遵循以复合碳水化合物（如蔬菜，谷物，面食，米饭，面包，水果等）为主的饮食，并尽量减少鱼、肉、饱和脂肪、糕点、奶酪、牛奶等的摄入

预期结果

副作用

1. 有些人在FMD的某些阶段会感到虚弱无力，也有人说他们感觉更有活力。

2. 有些患者抱怨说有轻度或中等强度头痛，此反应通常会在第四或第五天大大减轻并在第二或第三个FMD周期时完全消除。

3. 在FMD的最初几天，大多数人会感到饥饿。此反应会在第四或第五天以及整个第二或第三个FMD周期时明显减轻。

4. 有些人有轻微的背痛，不过一旦恢复正常饮食，背痛也会随之消失。

积极作用

除产生干细胞、减少腹部脂肪以及降低多种疾病的风险因素，很多人描述在FMD期间或之后有以下有益的影响：

1. 皮肤有光泽，很多人认为看上去更年轻了。

2. 精神更集中了。

3. 恢复正常饮食能抵制暴饮暴食的诱惑。许多人减少了他们对糖和卡路里的摄入，而且不再那么倾向于过量摄入咖啡、酒精、甜点等。

现在，你已基本了解长寿饮食，知道它是如何起作用、为什么有效果以及FMD的基本原理，在下面的章节中我将详细介绍这一饮食如何能在预防、延缓、治疗甚至逆转特定疾病方面产生深远影响。接下来的五章涵盖了我和我的同事们，以及世界各地的研究人员和医生们正在研究的饮食和疾病之间关联的更详细的信息，这些研究特别希望能帮助那些高风险或已患有癌症、糖尿病、心血管疾病、神经退行性疾病（尤其是老年痴呆症）和自身免疫性疾病的个体。我希望本书能帮助尽可能多的人恢复并保持身体的健康，能够用这种综合而廉价的方式作为他们所接受的标准医疗的补充。最重要的是，能取得一些与癌症治疗有关的显著效果。

第七章 营养和模拟禁食饮食在癌症防治中的应用*

Nutrition and Fasting-Mimicking Diets in
Cancer Prevention and Treatment

感谢南加利福尼亚大学诺里斯癌症综合治疗中心的肿瘤学家、临床医学副教授坦尼娅·多尔夫；热那亚大学圣马蒂诺医院的内科和老年医学副教授阿莱西奥·南乔尼博士；以及罗马萨皮恩扎大学的临床医学教授亚历山德罗·拉维亚诺审阅本章内容。

魔法盾

我在研究生院受到的病理学、免疫学和神经生物学方面的培训和开展的研究是"转化性"的——也就是说，我专注于将基础科学发现转化为人类的医学疗法。以此为目标，我的研究动力来自我在洛杉矶儿童医院与儿童癌症患者相处的经历。当时我意识到，医学

---

* 本章内容不得用于自我诊断或自我治疗。此信息仅供医疗专业人员根据你的病情作为诊疗参考。

界对 DNA 和细胞损伤如何影响癌细胞已有深入的了解，但对如何保护正常细胞几乎一无所知，便确定了我实验室的工作重点。

我们在第二章中提到的第一项与癌症相关的小鼠研究非常简单——基本上是我们对微生物研究的副产品。

我们小组的博士后研究员波拉·法布里齐奥和我合著了一系列关于以酵母为生命体模型来识别加速衰老过程基因的论文。在我实验室另一位研究员马里奥·米里索拉的帮助下，我得以明确加速衰老、使细胞更脆弱的基因与特定营养素之间的联系。值得注意的是，同一组基因既能削弱细胞的正常功能，又是诱发癌症的关键基因，即致癌基因。

这个过程是这样进行的：当癌细胞中某些基因由于突变（DNA序列的改变）而发生变化时，它们就成为致癌基因。这一改变使癌细胞顾不上身体发出的停止分裂的信号，因此超过了它们应有的分裂增殖程度。我们发现：致癌基因也会使细胞变得更脆弱、更容易受到毒素的破坏。这是因为这些相同的致癌基因赋予了细胞一个关键特征：不服从命令并且继续增长。

当我开始癌症研究时，每个研究人员都在寻找一颗能专门定位并摧毁癌细胞的神奇子弹。我不记得最早是什么时候有了这个想法，只记得曾打电话给一位著名的研究衰老的同事，和她分享我的理论。"我想出了一种方法来区分所有癌细胞和正常细胞，"我告诉她，"这不是什么神奇的子弹，而是一个魔法盾。"

我想她根本不知道我在说什么。

最终我把我的设想称为"差异化应激抗性"，它基于这样一种想法：如果你让一个生命体挨饿，它就会进入高度保护的非生长模式——这就是我所说的"盾牌"。但癌细胞会拒绝服从这一命令，即使在饥饿时也继续生长，因为致癌基因一直处于"永远生长"状态。

想象穿着高度相似制服的古罗马人和迦太基人混在一个战场上的情景，癌症治疗的常用方法是寻找一支神奇的"箭"（或"子弹"），在不伤害罗马人的情况下只杀死迦太基士兵。这很棘手，因为对于站在50米外的弓箭手来说，所有的士兵看上去没什么区别。

但假设在射箭之前，弓箭手用拉丁语命令士兵们跪下、举起盾牌。因为只有罗马人才听得懂这道命令，所以他们会将自己掩护起来，而迦太基人仍然站在那里、暴露在飞来的箭雨之下。

在这个虚构的历史事例中，罗马人相当于身体的正常细胞，迦太基人则好比癌细胞，而弓箭手就是肿瘤学家，箭头是化学疗法。如果在给癌症病人注射化疗药物之前就让他们挨饿，正常细胞会通过竖起防御屏障做出反应，但癌细胞会无视跪下的命令从而保持易受攻击状态——这为最大程度保护正常细胞的同时根除癌细胞提供了可能。

当我第一次提出让癌症患者挨饿时，肿瘤学家认为这是一个非常糟糕的主意。因为癌症患者在化疗期间体重通常会减轻，肿瘤学家给他们的建议是要多吃东西，而不是少吃。显然，我们需要先在小鼠身上取得令人信服的结果才能获批对人体进行临床试验。

我让在洛杉矶实验室的研究生李昌翰和热那亚的研究人员里西亚·拉弗杰罗做了一个简单的试验：将患了癌症的小鼠断食不断水，持续2～3天，然后给它们进行多次化疗。

结果是难以置信的：几乎所有的断食小鼠在接受高剂量化疗后都能存活并正常活动。然而，正常饮食的小鼠在化疗后呈病态，活动很少。在接下来的几周时间，65%的未断食小鼠死亡，而几乎所有断食的小鼠都存活了下来。我们尝试了各种各样的化疗药物都取得了同样的效果。正如所希望和预测的那样，饥饿始终可以引起"多重应激抵抗"，即保护正常细胞免受多种毒素伤害，而肿瘤细胞不行。虽然我们现在已经知道这种方法具有出色的临床潜力，但并不意味着医学界能轻易给它一个机会。

动物维权人士注意事项

在这里谈谈动物试验应该没什么不妥。我时常收到动物维权人士的电子邮件，问我为什么老鼠就必须为了研究而受苦死亡。

以下是我的回答：

首先，我们的研究是尽可能利用细胞和微生物而不是小鼠。然而，在人类任何临床试验开始之前，我们除了在小鼠身上进行干预措施测试别无选择。

至于所谓的强迫断食的残酷行为，值得注意的是，老鼠和人类一样几天内不吃东西不仅无碍，事实上，它们还能从断食中受益——可拥有更长久、更健康、较少患病的生活。我们给小鼠化疗，它们无疑会遭受痛苦。这一事实困扰着我，从道德上来说这样做似乎是错误的，但我们别无选择。

我们将动物研究控制在人类临床试验所需的最低限度。我们的研究目标几乎无一例外是对患者存在致命性或毁灭性的晚期疾病。

几年前，我在给一位动物维权人士的回信中问过这样一个问题："如果你的孩子、姐姐或父亲生命垂危，而唯一可能挽救他/她性命的治疗方法需要首先在老鼠身上试验，那么你是选择接受老鼠试验呢？还是眼睁睁看着你所爱的人死去？"

我知道很多动物维权人士仍然会反对，但我希望他们实事求是并考虑后果。如果他们在任何情况下都无法容忍动物实验，包括为致命性疾病确立治疗方法所需的动物实验，那么他们就不应服用任何药物——哪怕是阿司匹林或抗生素——并对其家人也提出同样的要求。

我认为动物实验只能作为治疗晚期和重大疾病的人类临床试验的前驱。在没有更好选择的情况下，很不幸，这些试验是必要的"罪恶"。

癌症治疗（用于小鼠）

另一个军事场景也可以和我们对抗癌症相提并论：1812年，拿破仑率领超过45万名士兵入侵俄国。当法军向莫斯科进发时，俄军没有正面迎战。他们选择了撤退，并且在敌人进一步推进之前烧毁了自己的村镇。

拿破仑感到惊讶和困惑。入侵始于6月，但直到12月俄国人才接战。这次战略撤退意在削弱法国军队战斗力。到了冬天，拿破仑的军队在经历了几个月的饥饿、严寒和俄国人的最后一击后，已经支离破碎。战争结束时，40万名法国士兵阵亡。

癌细胞的行为就像拿破仑的军队，即使比较明智的做法是停滞不前，癌细胞仍会继续前进。为了生存，它们需要大量的营养。医生给癌症患者的常规营养建议是"吃好"，有时是"吃得要比平时多"。这在直觉上说得过去，正如俄国军队一开始就同拿破仑的侵略军交战也是合乎直觉的。1812年夏天，法军吃得很好、营养充足；但俄国人一直等到法国士兵又冷又饿，即最脆弱的时候，才发动精准进攻，于是彻底打败了法国人。一样的道理，断食后，饥饿的癌细胞在接受化疗时也最不堪一击。

在提出饥饿诱导"魔法盾"的构思后，我想起了进化生物学的一个基本常识：绝大多数的基因突变（DNA的变化）是有害的，但它们的消极作用通常只在特定的条件下才显现出来。癌细胞DNA序列中的大量突变的确很可能提高它们的生长能力，但同样的突变也会极大地阻碍癌细胞在充满挑战的环境中生存的能力，例如遭遇饥饿和化疗的双重夹击。

这种理论假设是否实际可行呢？我们和其他学者的动物研究都表明，断食除了保护正常细胞，还能使化疗对黑素瘤、乳腺癌、前列腺癌、肺癌、直肠癌、神经母细胞瘤和很多其他癌细胞更具毒性。很多情况下，周期性断食（或FMD）与化疗在对抗癌症上同样有效。然而，单独使用任何一种策略都不是最佳选择。只有将断食和化疗结合起来才能达到永久性的治疗效果。在小鼠研究中，我们发现，某些情况下，断食结合化疗可彻底治愈癌症，即使是已发生转移的晚期癌症。虽然不是所有的老鼠都被治愈了，但我们和其他学者对多种癌症的研究治愈率都稳定在20% ~ 60%（见图7-1、图7-2）。

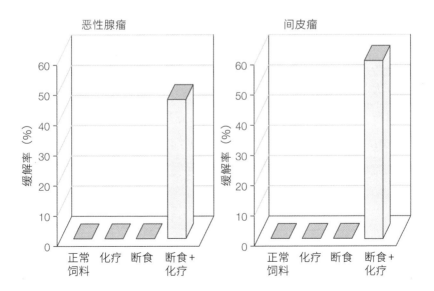

图7-1　FMD结合化疗对肺癌小鼠治疗缓解率[1]

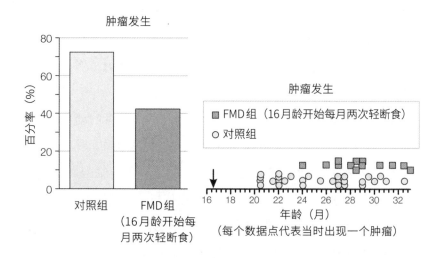

图7-2　周期性FMD减少或者延缓小鼠肿瘤的发生

FMD与免疫系统依赖性杀灭癌细胞

在治疗癌症以及在某些情况下治愈癌症的新疗法中，最有前景的可能是免疫疗法，它依靠免疫系统来杀死癌细胞。我们在南加利福尼亚大学开展的另一项非常有希望的研究结果表明FMD可以产生与免疫疗法相同的效果。[2]这项针对乳腺癌和皮肤癌细胞的研究发现，FMD具有两种主要功能：①削弱癌细胞，并清除它们赖以抵御免疫细胞的保护屏障；②更新和加速免疫系统，使其对癌症更具攻击性。[3]

FMD与化疗相关类固醇药物

皮质类固醇如泼尼松龙、甲基泼尼松龙和地塞米松等常与化疗结合使用。在最近发表的一篇论文中，我们发现皮质类固醇地塞米松通过提高血液中的葡萄糖水平增强了化疗药物阿霉素对小鼠的毒性。[4]在前几章中我阐述了葡萄糖如何加速细胞老化，但如果暴露在毒素下又会使细胞更加脆弱。因此，通过提高血糖水平，皮质类固醇就会削弱小鼠的正常细胞，同时可能使癌细胞更强大。而如果在地塞米松和化疗基础上添加FMD，这种效果可被逆转。根据我们的研究结果可知，除非没有可行的替代疗法，糖皮质激素绝不能与化疗结合使用。事实上，与正常血糖患者相比，高血糖患者进行化疗会增加感染风险并提高死亡率。[5]可见，我们的小鼠数据和初步临床数据都表明：类固醇激素会提高血糖水平，如结合化疗，就可能产生危害。

断食和FMD在人类癌症治疗中的应用

2008年，我们首次研究断食对接受化疗的小鼠产生强大保护作用的一篇文章得以发表；随后，媒体上充斥着有关基于断食"魔法盾"的报道，说"魔法盾"有可能保护癌症患者。其中《洛杉矶时报》上的一篇文章引起了当地一名法官诺拉·奎恩的注意，当时她刚刚被诊断出患有乳腺癌，正准备接受化疗。事件被报道后不久，法官的一位朋友给南加利福尼亚大学的我打电话，告诉我奎恩已经断食8天了。我吓了一大跳。"简直疯了，"我说，"请转告你的朋友马上开始进食。"

当患者听闻这些报道后，许多人决定随机应变，制定出他们自己的危险版FMD。奎恩很幸运，她的短时间断食结合化疗取得了良好的效果，并且很多治疗后身体虚弱的副作用没有出现。我很高兴，最近和她交流时，她的癌症没有复发。

另一个较早采用FMD的人是法国航空公司的飞行员让·雅克·特罗孔。他被诊断出患有转移性肾癌和肺部多个肿瘤块，在看到我们关于老鼠研究的报道后，他联系了我，希望我在他化疗前提供一些关于断食的建议。特罗孔配合他的肿瘤医生，一丝不苟地严格按照我的说明，将FMD和另一位研究者提出的植物疗法相结合。两年后，他挣脱了癌症的魔爪、得以重返飞行岗位。

这些轶事并不足以证明抗癌疗法和FMD结合能够治愈某些癌症。但结合小鼠和临床数据，它们指出了一种潜在的有效策略来改进常规治疗方案，同时减少副作用。

在我们发表了2008年的断食和化疗小鼠研究后，寄希望于尝试FMD的癌症患者纷纷发来电子邮件。为此，我专门安排了实验室的一位年轻内科医生负责跟进，并与这些病人的肿瘤医生保持沟通。

刚开始和临床肿瘤医生交流时，他们没怎么当回事儿。但我们比较了断食和化疗药物对各种癌症的治疗效果，知道两者的结合产生了协同增效作用，至少在小鼠身上是这样。

我们给每位联系过我们的病人的肿瘤医生都打了电话，但有些人没有回复。有好几例病例，我的研究人员只好亲自前往医院要求获得病人的病历材料副本。最终，我们收集了10名患者的数据，包括7名女性和3名男性，年龄在44 ～ 78岁，被诊断为不同类型、处于不同阶段的癌症（见表7-1）。

这些患者在化疗前和化疗后5 ～ 56小时内自愿断食48 ～ 140小时。他们平均接受了4个疗程的各种化疗药物和断食。除了饥饿和头晕，没有人提到断食本身会引起明显的副作用。6名接受化疗的病人无论是否配合断食，都说断食可以缓解疲劳、虚弱和胃肠道副作用（见图7-3）。在癌症进程可评估的患者中，断食并不妨碍化疗导致肿瘤体积或肿瘤标志物的减少。

从那时起，其他几项临床研究也陆续展开。

表7-1　断食联合化疗研究的10名肿瘤患者的个人和临床数据

	性别	年龄	肿瘤初发部位	确诊病程阶段
病例1	女	51	乳腺	ⅡA
病例2	男	68	食管	ⅣB
病例3	男	74	前列腺	Ⅱ
病例4	女	61	肺（非小细胞肺癌）	Ⅳ
病例5	女	74	子宫	Ⅳ
病例6	女	44	卵巢	ⅠA
病例7	男	66	前列腺	Ⅳ/DⅠ
病例8	女	51	乳腺	ⅡA
病例9	女	48	乳腺	ⅡA
病例10	女	78	乳腺	ⅡA

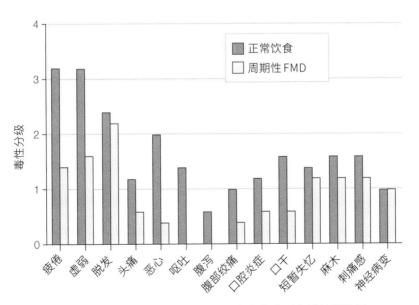

图7-3　正常饮食和周期性FMD患者化疗后自述的副作用

临床试验

通过与南加利福尼亚大学诺里斯综合癌症中心的肿瘤医生合作，我们对18名患者进行了一项临床试验。在接受铂类化疗之前，他们进行了24小时、48小时和72小时只喝水的断食干预。[6]效果如下：就化疗引起的副作用而言，断食72小时通常比断食24小时具有更强的保护作用（见表7-2）。然而，对于病人来说，只能喝水是如此困难，以至于我们花了5年的时间才完成这项小规模研究。考虑到这一局限，我们在美国国立卫生研究院国家癌症研究所的资助下研发了一种专门针对癌症的FMD（见下文）。

表7-2　不同断食时间（24小时、48小时和72小时）对乳腺癌、卵巢癌、子宫癌和肺癌接受铂类药物化疗过程中副作用的保护效应

毒性	24小时 反应例数（%） N=6	48小时 反应例数（%） N=7	72小时 反应例数（%） N=7
体质上 / 总体			
疲倦1或2级	6（100%）	5（71%）	6（86%）
脱发1级	6（100%）	5（71%）	7（100%）
胃肠道			
厌食1或2级	6（100%）	6（86%）	3（43%）
呕吐1或2级	5（83%）	3（43%）	0
便秘1或2级	3（50%）	2（28%）	3（43%）
腹泻1或2级	2（33%）	0	4（57%）
血液学			
中性粒细胞减少 1或2级	1（17%）	3（43%）	1（14%）

（续表）

毒性	24小时反应例数（%）N=6	48小时反应例数（%）N=7	72小时反应例数（%）N=7
中性粒细胞减少1或2级	4（67%）	1（14%）	2（29%）
血小板减少1或2级	4（67%）	1（14%）	1（14%）
实验室检测/代谢性指标			
低钠血症1级	1（17%）	1（14%）	1（14%）
低钠血症3级	1（17%）	0	0
低钾血症1级	1（17%）	2（28%）	0
低血糖1或2级	4（67%）	1（14%）	0
血清肝脏酶学AST/ALT升高1级	4（67%）	0	3（43%）
神经病学			
外周神经病变1级	3（50%）	1（14%）	1（14%）
头晕1或2级	1（17%）	5（71%）	2（29%）

　　荷兰莱顿大学也发表了一项小规模的随机临床试验。[7]与对照组相比，13名患者接受了为期两天的饮水断食。这项研究同样证实了断食对化疗副作用的保护效应。

　　最近，柏林查理特大学医学院的一项研究测试了极低热量FMD对34名患有乳腺癌和卵巢癌的女性的影响。不管有没有断食，每位女士都接受了多次化疗。配合FMD的患者化疗所引起的副作用明显减少。截至目前，这项研究尚未发表。

目前正在进行的涉及300多名患者的临床试验旨在测试标准癌症治疗配合4天FMD的疗效。参与这些试验的单位包括梅奥诊所、USC诺里斯综合癌症中心、莱顿大学医学中心和热那亚大学圣马蒂诺医院。另外，有10家欧洲和美国医院承诺一旦资金到位就开展类似试验。

FMD和癌症治疗：给肿瘤医生和癌症患者的临床证据以及诊疗指南

· 来自至少6个独立实验室的大量动物试验表明：断食或FMD对各种化疗药物引起的副作用具有保护效应。

· 来自至少6个独立实验室的大量动物实验表明：断食或FMD能够提高标准疗法对乳腺癌、前列腺癌、直肠癌、胰腺癌、神经母细胞瘤、胶质瘤、肺癌、间皮瘤、黑色素瘤以及其他癌症的疗效。

· 三项已完成的小型临床试验和一项涉及75名患者的系列病例报告为断食和FMD的安全性提供了初步证据，同时表明断食和轻断食在保护患者免受化疗多重副作用的影响方面安全而且可能有效。

· 目前，在前沿癌症中心进行的Chemolieve化疗临床试验已测试了200多名患者，为FMD预防化疗副作用的安全性和潜在保护效应提供了进一步的证据。

癌症患者的FMD产品Chemolieve，如果有额外的测试检查作为基础并且结果为阳性，便可由肿瘤医生推荐给患者。在该产品的疗效得以证明并批准上市之前，FMD仍是一种未经证实的癌症治疗方法，最好作为临床试验的一部分来考虑，并且只能与医疗监管下的标准医护疗法结合使用。患者有权利了解接受这种还没有经过充分测试的疗法要承担的风险。以下是我对肿瘤医生和癌症患者进行FMD的建议。

1. 在征得肿瘤医生同意的情况下，患者可在接受化疗或其他标准治疗药物3天前或一天后进行断食或采用FMD，具体可能要根据正在进行的化疗类型和周期间隔调整。患者应推迟恢复正常饮食，直到血液中化疗药物浓度低于毒性水平（通常为治疗后24~48小时）。对于持续3天的治疗，患者可在化疗的前一天、化疗期3天和化疗的后一天共5天接受FMD治疗。长一点儿的治疗周期，虽不容易与断食结合，但如果肿瘤医生同意，仍可与较高热量的FMD相结合。

2. 我们很少看到采用FMD会引起严重的副作用，即使有，这些情况也都发生在人们自作主张的断食或FMD之后。一名患者在接受鸡尾酒化疗的同时擅自断食，结果导致肝脏毒性标志物增加。断食多天后，有几个病人可能由于血压和血糖水平降低，在洗热水澡时发生晕厥。另一个与FMD有关的风险是：在化疗后立即恢复正常饮食习惯可能会由于药物的肝脏毒性和肝细胞的增殖而导致肝损伤。因此，化疗结束至少24小时后再恢复正常饮食很关键。

3. 虽然大多数人在断食期间都能安全驾驶或操作机械，但也有少数人的这些能力会受到影响。在不确定的情况下，断食期间应避免这类活动。

4. 化疗24小时后才能进食，而且患者在接下来的整整24小时内只能吃米饭、意大利面、面包，或类似的碳水化合物、蔬菜、蔬菜汤以及一些水果。然后就可以恢复正常饮食了，此时需特别注意营养（维生素、矿物质、蛋白质和必需的脂肪）的摄入。

5. 患者应努力恢复正常体重才能进行下一次断食。

6. 至于断食引起的体重下降，肥胖患者应听取其负责医生的建议，看究竟应该保持新的体重还是恢复所减体重。

7. 糖尿病患者不宜断食，除非得到糖尿病专家或内分泌专家的批准。

8. 患者服用二甲双胍、胰岛素或类似药物时不应断食。

9. 高血压患者在服药期间应向医生咨询断食引起的血压下降以及断食与药物联合使用的风险。

10. 在临床试验完成前，断食将仍处于探索性实验阶段，只有在征得患者肿瘤医生同意的情况下方可配合标准治疗断食；最好作为临床试验的一部分或在没有其他选择及有效方案时才考虑。

11. 在断食周期间隙，我们建议癌症患者保持低糖、以植物性为主、低蛋白的饮食，但在他们需要保持健康体重和正常体质指数（BMI）的时候则推荐高营养膳食。具体应咨询注册营养师，以避免营养不良和不必要的体重下降（参见第四章长寿饮食）。

预防癌症的营养和FMD

尽管长寿饮食（详见第四章）通常可用于预防癌症，但它对具有某些基因突变（如BRCA基因）的人尤其有益，这些突变使他们罹患癌症的风险大大增加。预防性乳房切除术和其他外科手术可减少遗传性癌症的发病率，但营养和FMD或许也能发挥作用。此外，饮食干预还可能降低先前确诊的正处于缓解期的病人的癌症复发概率（见图7-4）。需强调的是，患者不应试图用营养干预措施取代预防性的乳房切除手术，这些干预措施的疗效有待确定。

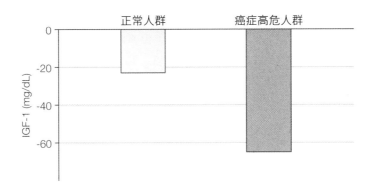

图7-4　癌症高风险个体经过三个周期的FMD，体内与癌症和衰老相关的胰岛素样生长因子-1（IGF-1）水平显著降低（＞225ng/mL，在试验前IGF-1水平高于225ng/mL）

以下是针对癌症高危人群的饮食建议：

1. 按照第四章中所描述的长寿饮食，蛋白质摄入量应降低到每千克体重每天0.7克左右。

2. 将鱼的摄入限制在每周一两次；或者坚持食用植物性食物。

3. 把糖的摄入量降到较低水平；同时尽量减少意大利面和面包的食用，使血糖保持在安全范围内的最低水平很重要。

4. 保持健康的体重和体重指数（详见第四章）。

5. 经常运动（详见第五章）。

6. 每1～3个月进行一次为期5天的FMD，视你的体重及健康状况而定（如果你非常健康、体重和腹部脂肪都很理想，则每3～6个月一次；如果你超重或肥胖，并且患癌症的风险很高，那么每个月都要进行一次）。要记住，在小鼠研究中，FMD和化疗同样有效，不但没有破坏正常的组织和器官，反而保护了它们。

7. 用必需脂肪酸（ω-3和ω-6）、维生素和各种蔬菜（如花椰菜、胡萝卜、青椒、西红柿、鹰嘴豆、小扁豆、豌豆、黑豆等）和鱼（如鲑鱼等）中的矿物质滋养自己。你的免疫系统是对抗癌症的主要防御系统之一。饮食必须保持平衡才能既杀死癌细胞或癌前细胞，又不会导致免疫系统缺陷或使你虚弱的激素变化。请参阅本书末尾的高营养饮食的例子。

8. 与你的肿瘤医生商量是否可以选择每天服用6克维生素C或酯化维生素C，且每6个月服用几周。多项研究表明，维生素C具有抗癌特性，尽管其在预防癌症方面的有效性还存在争议，但不管怎样，尚未发现每6个月服用几周这个水平的维生素C会引起严重副作用，病人和医生可以考虑长期服用高水平的维生素C。

9. 食用从橄榄油、坚果和鱼类摄取的大量优质脂肪，但要尽量避免饱和脂肪，即使是来自植物的饱和脂肪也不例外。

10. 尽量少喝酒。

我们对FMD和癌症防治进行的临床试验是持续性的，但如果早期的研究结果仅具有指示意义，那么它很可能成为我们手中对抗甚至终有一天打败癌症的强大新武器。接下来，来看看我们对FMD和糖尿病的研究。

第八章

营养、模拟禁食饮食和糖尿病的防治[*]
Nutrition, FMD, and Diabetes Prevention
and Treatment

感谢莱顿大学内分泌学家、糖尿病专家兼内分泌和代谢疾病诊所主任哈诺·皮耶尔以及肥胖症治疗外科医生克莱顿·弗伦泽尔审阅本章内容。

Ⅱ型糖尿病

Ⅱ型糖尿病是目前两种糖尿病中最常见的，仅美国就有超过2700万例患者；另有8600万人处于糖尿病前期状态，这意味着他们有很高的风险患糖尿病。来自世界卫生组织的统计数据显示，全球范围内确诊患有糖尿病的人数从1980年的1亿人增至2014年的4.22亿人，即在过去35年里增长了3倍多。该病的诊断方法是通过测量

---

[*] 本章内容不得用于自我诊断或自我治疗。此信息仅供医疗专业人员根据你的病情作为诊疗参考。

血液中葡萄糖的平均水平（通过HbA1c测试）或空腹一夜后测得葡萄糖水平超过125mg/dL，后者被称为"空腹血糖水平"。其典型症状包括口渴、尿频、视力模糊、易怒、手脚麻木和疲劳。

患上Ⅱ型糖尿病后，胰腺产生胰岛素，但肌肉细胞、肝细胞和脂肪细胞对胰岛素不能做出正常反应。当细胞变为胰岛素抵抗状态时，葡萄糖就会在血液中累积。你可以把胰岛素想象成允许葡萄糖进入细胞需打开大门的钥匙，它同时也是关闭肝脏释放葡萄糖的大门钥匙。对于Ⅱ型糖尿病患者来说，这把钥匙没有发挥应有的作用，大门没有完全打开，葡萄糖进入细胞也没有达到正常水平。

但早在糖尿病被确诊之前，正常细胞就开始受损了。腹部脂肪水平高的肥胖或超重人员患糖尿病和前期糖尿病的概率要高得多（此时空腹血糖水平在100 ～ 125 mg/dL）。

体质指数（BMI）为25的女性患糖尿病的风险比BMI为21的女性要高6倍。对于一位身高165厘米的女性来说，这相当于体重分别为70千克和60千克的区别。在BMI分别为27.5和22的男性身上也发现了类似的规律：一位身高172厘米、体重68.9千克的男性患糖尿病的风险仅为相同身高、体重为86.6千克的男性的五分之一（见图8-1）。[1]

另一项研究表明，评估糖尿病患病风险的最佳方法是通过腰围测量腹部脂肪。腰围超过102厘米的男性和超过86厘米的女性患糖尿病的风险最高。[2]

营养、体重管理和糖尿病预防

保持理想的体重可将糖尿病患病概率最小化。我们通过对人和猴子的研究明白，饮食中严格限制卡路里的摄入要么可以完全预防猴子得糖尿病，要么可以大大降低人的空腹血糖水平并使腹部脂肪

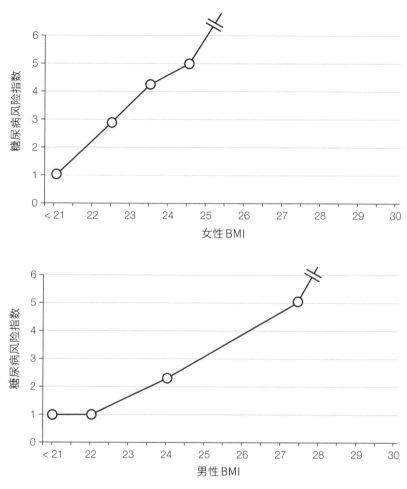

图8-1　糖尿病患病风险随体质指数的增加而增加

锐减，以致这些人几乎不会患上糖尿病。[3]

　　然而，绝大多数人做不到饮食中减少30%的卡路里，也不愿意放弃自己喜欢的大部分食物；他们不愿接受长期卡路里限制后所导致的大量肌肉流失，或变得太瘦。此外，多项研究表明，和正常体重的人有所不同，限制热量摄入并不能降低肥胖者的空腹血糖。[4]因此，为预防糖尿病，建立适合大多数人的策略很重要。

下一节中，我将介绍可用于预防和帮助逆转糖尿病的日常饮食调整以及周期性FMD。

长寿饮食对糖尿病的预防及潜在逆转作用

采用第四章所讲述的长寿饮食可帮助预防并且有可能逆转某些受试者的糖尿病。它不仅能帮助你保持或达到健康的体重和腹部脂肪水平（尤其是与第五章的运动指南结合进行），而且无论体重多少，它都能降低糖尿病的发病率。以下是可以帮助防治糖尿病的专门饮食干预措施。

1. 每天进食时间不超过12小时。

在第四章中，我谈到一项关于日常健康进食时间段的研究。一名身高157厘米、体重70千克的女性每天早上8点吃早餐，晚上11点吃夜宵，那么她的进食时间就长达15小时，这可能会影响她的体重和睡眠。[5]降至更健康体重的一个简单办法是将每天的进食时间缩短到11或12个小时以内——在上面的例子中，这意味着最后一份零食应在晚上7点或8点之前吃完。

这个办法还可再做调整，以进一步控制体重。例如，如果把每天的进食时间限制在11 ~ 12小时还不够，那么可以将它限制在每天10小时甚至8小时以内（上午8点到下午6点或4点），尽管将进食时间限制在11 ~ 12小时以内可能会产生包括胆结石在内的副作用。此外，很多研究表明：不吃早餐会对整体健康产生负面影响并增加患心血管疾病的风险。[6]然而，在那些特别长寿的人当中，每天的食物摄入被限制在11 ～ 12个小时以内是很常见的；因此，在获得进一步研究证实之前，更为宽松的进食时间段可能是更安全的选择。

2. 营养意味着：多吃一点儿而不是少吃，而且要吃得更好。

正如第四章中所讨论的，一份150克的意大利面或比萨再加上150克的奶酪，摄入的热量大约为1100卡路里，量相对较少但缺乏重要的维生素和矿物质。如果你吃的是40克的意大利面（大约140卡路里），搭配400克的鹰嘴豆（约330卡路里）、312克的什锦蔬菜（约210卡路里）和14克的橄榄油（约120卡路里），量加大了，但你摄入的热量仅为800卡路里，而且富含蛋白质、健康脂肪、复合碳水化合物、维生素和矿物质。

试比较以下两种配餐方案：

方案A=357克，1100卡路里；方案B=766克，800卡路里

方案A（错误选择）

150克意大利面（约540卡路里）+150克奶酪（约550卡路里）+57克酱汁（约20卡路里）

方案B（正确选择）

40克意大利面（约140卡路里）+ 400克鹰嘴豆（浸泡后沥干，约330卡路里）+ 312克什锦蔬菜（约210卡路里）+ 14克橄榄油（120卡路里）

显然，B方案更为可取，原因如下：

· 方案B提供了足够的蛋白质和更多的维生素、矿物质、健康脂肪及其他营养素，这些营养物质可以滋养机体并向大脑发出饱腹信号。

· 它可以减少胰岛素的分泌。

· 方案B的量是方案A的两倍还多，足以填饱和扩张胃并向大脑额外发送饱腹信号，但提供的热量比方案A减少了30%。

- 方案B中橄榄油含有的保护性单不饱和脂肪取代了奶酪中"坏"的动物性饱和脂肪。
- 对很多人来说，方案B甚至比方案A更可口，因为饱和脂肪和糖分往往会掩盖其他成分的味道。
- 尽管吃了两倍的食物，但很多人反而觉得更轻松，也不会出现胃反酸或胃灼热。当然，即使采用方案B那样的配餐，有些人吃大餐（尤其是晚上）后也会出现胃酸反流。这种情况下，最好和专业医生谈谈，减少食物的量。

3. 一日两餐外加一份零食。

我们在第四章中提到，每天吃5～6次小餐总的来说不是个好主意，尤其对那些控制不住地增重或需要减肥的人。保持或减轻体重的理想策略是吃一顿简单的早餐加上午餐，然后吃一顿零食或非常清淡的晚餐，这在多个非常长寿的人群中都是常见的做法。另一种选择是吃一顿清淡的早餐，午餐吃点儿零食，晚餐吃得丰盛一些。

请注意，对于有些人来说，特别是老年人和病人，每天吃一顿大餐可能会引起消化不良或胃酸反流；在这种情况下，可能需要将一天中较丰盛的那一餐前移或者每天早餐吃丰盛点儿、其他两餐为少量而不是一顿大餐。若有疑问，尽量咨询营养师以确定最佳策略。

4. 尽量多摄入复合碳水化合物（如全谷类、蔬菜、豆类等），减少意式面食、米饭和面包，尽可能少摄入糖和坏脂肪。

即使你已经达到了理想的体重和腰围，糖或淀粉（米饭、意大利面、面包、软饮料等）的量以及饱和脂肪（奶酪、黄油、糖果等）的量也必须尽量减少。肝脏会将多余的糖转化成脂肪，这些脂肪要么储存在肝脏，要么转移到包括腹部（内脏脂肪）及全身皮下部分（皮下脂肪）在内的各个储存部位。

脂肪摄入对肥胖和疾病的影响很有争议。过去，人们普遍认为高脂肪的饮食会导致肥胖。我们现在已经知道，虽然高脂肪的饮食也会导致肥胖，但高糖、高淀粉的饮食更难辞其咎。

虽然在大多数情况下，高脂肪、低碳水化合物的饮食方式确实有助于减轻体重，但减去的很大一部分只是水和肌肉。此外，从长期来看，根据总体死亡率和癌症发病率或癌症死亡率（详见第四章），高脂肪和高蛋白饮食是所有可能治疗方案中最糟糕的。

好脂肪——尤其是来自橄榄油和坚果（核桃、杏仁、榛子）的脂肪，一直被认为与健康长寿相关。因此建议每天不妨吃一把坚果，在沙拉和其他菜肴上尽管加入橄榄油。

5. 采用低摄入水平但够量的蛋白质饮食方案。

众所周知，肥胖会增加患糖尿病的风险，但蛋白质的摄入或许也是一个毫不逊色的重要因素。一项长达20年对4万名男性的跟踪研究显示：低碳水化合物、高蛋白饮食使患糖尿病的风险增加了两倍。[7]这些结果与我们2014年对6000名美国人进行的研究结果一致，该研究表明：摄入蛋白质最多的人患糖尿病的风险也最大。当然，由于受试人数较少，该研究结果的意义有一定的局限性。[8]

我们在2011年和2015年发表的两篇论文研究了生活在厄瓜多尔的100名莱伦氏综合征患者的病情。由于生长激素受体基因（GHR）产生突变，他们患侏儒症和肥胖的概率比住在同一个社区、饮食相同但没有莱伦氏综合征的亲戚要高。尽管肥胖是糖尿病的主要风险因素之一，但在厄瓜多尔的莱伦氏综合征患者中，没有一个人患上糖尿病。因为蛋白质是生长激素基因的主要调节因子，所以这些结果与上述论文研究结果一致，它们都表明：高蛋白质摄入量可能部分通过提高生长激素和生长因子IGF-1的活性促进糖尿病的发生，而高水平的生长激素和生长因子IGF -1的活性与多种疾病有关。

缺乏生长激素受体（可视为具有类似于极低蛋白饮食的效果）可以大大消除或减少肥胖对糖尿病的因果效应。事实上，生长激素受体缺陷可以避免小鼠罹患糖尿病——这一结果支持了我们对人类研究的结论。2015年，我们测量了莱伦氏综合征群体的葡萄糖耐量，为这一假设提供了最有力的证据。他们非但没有胰岛素抵抗，反而对胰岛素很敏感，这意味着，即使是超重或肥胖的莱伦氏综合征个体，他们的胰岛素工作效率也超过普通人。[9]因为胰岛素抵抗是引起糖尿病的主要原因，这一发现也许可以解释为什么厄瓜多尔的莱伦氏综合征患者中没有一个人患有这种代谢疾病。

上述预防糖尿病的建议也可能有助于治疗糖尿病。然而，与癌症建议一样，这一治疗效果还有待进一步的研究加以证明。

断食和FMD在糖尿病治疗中的应用

5∶2饮食法

两种涉及短期断食的主要干预措施已被证明可有效抵抗多种糖尿病风险因素（不包括持续数周至数月严格控制卡路里的干预措施）。其中之一是我的实验室研发的周期性FMD。另一种由曼彻斯特大学的米歇尔·哈维博士研发、后被医生兼记者迈克尔·莫斯利改进并推广的"5∶2饮食法"，以超重的受试者为研究对象，在为期6个月的时间里，他们每周有两天只摄入500 ~ 600卡路里的高蛋白食物。结果显示：他们的腹部脂肪减少，胰岛素敏感性提高，血压也降低了。[10]然而，该饮食方案对超重患者的血糖水平影响有限，说明糖尿病患者可能需要更长期的治疗。[11]这种饮食的优点在于，它几乎不需要医疗监督，缺点是大多数肥胖和糖尿病患者可能很难保持这种饮食长达数年，毕竟它要求每周有两天严格的饮食限制。还需进一步研究以确定该疗法对糖尿病患者究竟会产生怎样的影响。

　　一个尚待解决的问题是：2000卡路里饮食和500卡路里饮食间的交替可能会引发类似时差的代谢和睡眠紊乱。尽管如此，5∶2饮食法已经在成千上万人身上做过实验（尤其是出于减肥目的的人），并且在实验过程中，很多人反映该疗法能带来一系列积极的影响。至于是否将其纳入糖尿病预防或治疗方案，则应当由医生和患者共同决定，最好是结合诊疗标准或作为临床试验的一部分。

FMD与糖尿病治疗

　　糖尿病药物会干扰或激活能降低血糖水平的酶，但不会针对糖尿病的多种根源——其中一些原因人们已了解，还有一些仍有待进一步认识。我们对100例病人的随机临床试验取得了非常可喜的结果。从他们身上可以看到，接受3个周期每月5天模拟断食的FMD（每天摄入750～1100卡路里）将降低糖尿病和代谢综合征的多个主要风险因素，这些因素会增加心脏病、糖尿病和急性脑血管疾病的患病风险（见图8-2）。

治疗糖尿病的代谢重组与再生

　　因"治愈"这个词听起来有点儿夸张，所以科学家们对其的使用一直慎之又慎。然而，对于部分Ⅱ型糖尿病和绝大多数糖尿病前期患者来说，结合上述饮食干预确实可能达到治愈的效果。我并不是说每个人都能治愈，也不是说实施这个方案对糖尿病患者来说轻而易举；但小鼠和人类的相关数据表明：有些、可能有很多遵循本章

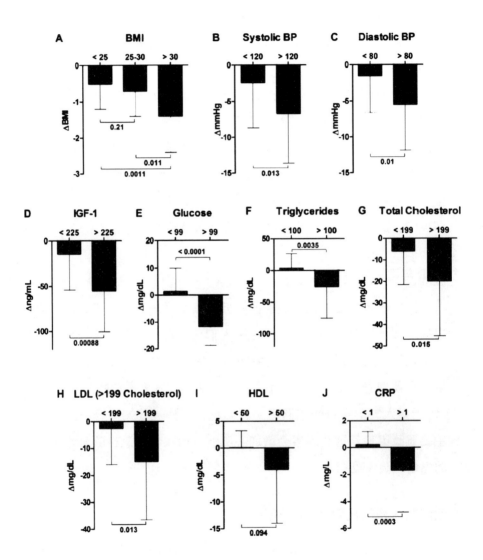

图8-2　100名受试者经过3个月FMD周期的随机临床干预实验后，糖尿病、代谢综合征和其他相关疾病主要风险因子的变化情况，直方图所示为低危（左）和高危（右）受试者的效果

第一部分概述的长期饮食调整或周期性FMD最好是双管齐下，得了最常见的Ⅱ型糖尿病的患者，特别是那些首次确诊、胰腺仍能正常运转的情况下就立即开始治疗的患者，最终几乎都可以被治愈。请注意，如下所述，糖尿病药物与断食或FMD相结合存在危险性，因此宜作为临床试验的一部分进行。此外，即使包括临床数据在内的所有数据都突显出这些饮食调整很有希望有效治疗糖尿病，也必须先通过大规模的随机临床试验加以验证并经美国食品药品监督管理局批准后才能给患者安排实施，以取代糖尿病治疗的常规药物。不过，饮食干预可作为食品药品监督管理局已批准治疗方法的辅助支持。

然而，如果你患糖尿病的风险很高或者已经患上糖尿病，我建议你现在就和医生谈谈，考虑改变你的日常饮食以预防和治疗糖尿病。我们对小鼠和人类的研究表明：FMD可以通过以下途径预防或可能逆转糖尿病。

1. **减少腹部和肝脏脂肪**。FMD促使身体进入快速燃脂模式，主要是腹部/内脏脂肪，但也有肝脏脂肪，这些脂肪对糖尿病和其他疾病的发展起着核心作用。每月进行两次FMD的小鼠，虽然每月摄入的总热量与正常饮食的小鼠相当，却仍能持续减重。这表明：即使在恢复正常饮食后，脂肪燃烧模式仍会继续（见图8-3）。

2. **在不损失肌肉的情况下促进减脂**。在人体临床试验中，肥胖症参与者在三个FMD周期后减了大约4千克体重，而超重的参与者则平均减去2千克。但是，肌肉损失要么没有观察到，要么微乎其微。

3. **细胞更新/再生和自噬**。FMD通过促进不同系统中的很多受损和衰老细胞死亡或重新组合，实现清除坏细胞、刺激细胞的内部再生（自噬），以及通过激活干细胞生成新细胞。这将带来细胞的再生并恢复其活力。在小鼠身上，我们已证明这一过程发生在多个系统

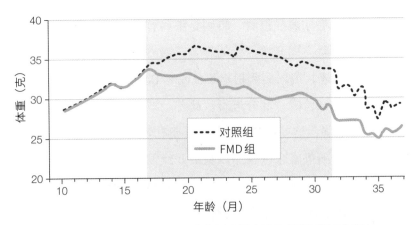

图8-3　FMD让小鼠在不减少月度摄食量的情况下体重减轻

中，包括血液、大脑、肌肉、肝脏和胰腺。对人类而言，来自临床试验的数据也支持了同样的再生过程。血糖偏低或血压偏低的健康受试者在几个FMD周期后变化很小或几乎没有变化，这表明他们的血糖和血压水平不会降低到危险程度。然而，FMD对血糖、血压和其他糖尿病风险因素的影响在那些研究开始时就已呈现出衰老和疾病危险因素的人群中要明显得多（见图8-2）。这些对人类的影响加上小鼠的数据，表明了受损细胞的再生或恢复活力，或者两者兼而有之。如果对胰岛素不敏感的肌肉细胞得到修复、再生或复兴，它们便能恢复正常功能。（这不足为奇，胰岛素抵抗在年轻人中相对罕见，特别是在非肥胖人群中；但在老年人中非常普遍，即使他们并不肥胖。）

小鼠的FMD、胰腺再生及Ⅰ型和Ⅱ型糖尿病的逆转

在最近的一篇文章中，我们发现周期性FMD除了具有改善胰岛素的功能，还能在小鼠胰腺无法产生足够胰岛素以致血糖水平极高

的情况下，促进能分泌胰岛素的 β 细胞的再生以及 I 型和 II 型糖尿病症状的逆转[12]（见图8-4）。值得注意的是，FMD引起许多通常在胚胎/胎儿发育过程中才激活的胰腺基因的激活，表明它能够触发一种自然而且高度协调的再生反应，从而产生新的、功能正常的β 细胞，使胰岛素水平恢复正常。

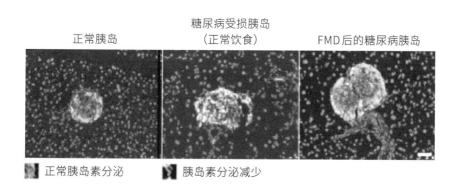

糖尿病受损胰岛

正常胰岛　　　（正常饮食）　　　FMD后的糖尿病胰岛

▨ 正常胰岛素分泌　　　▨ 胰岛素分泌减少

图8-4　周期性FMD促进胰腺再生恢复胰岛素分泌，逆转小鼠的 I 型和 II 糖尿病

　　关于胰岛素和饮水断食或类似情况的注意事项：虽然很少出现因长时间禁食而死亡的人，但无疑，这样的事确有发生，其中好几例事实上都和胰岛素的使用有关。有几名患者死于禁食期间注射胰岛素，这可能是因为通常而言糖尿病患者胰岛素的功能本来不佳，而禁食逆转了这种效应。同样是注射胰岛素，通常情况下它能将糖尿病患者的血糖降至健康水平，但如果该糖尿病患者正在禁食，其血糖水平将急剧下降从而导致低血糖休克，有时甚至会造成死亡。虽然危险性得以降低，但类似风险也适用于FMD的实施。

一个有欢喜结局的警示故事

下面，我想分享一封来自陌生人的电子邮件。它进一步支持了周期性FMD和日常长寿饮食在预防和治疗疾病方面的显著效果，但同时也证明了自我治疗的危险。这位糖尿病患者冒着生命危险，在没有咨询医生的情况下，将类似胰岛素的药物和基于我的长寿饮食编制的个人食谱结合起来实施。

亲爱的隆戈博士：

你应该不知道，可你却救了我一命啊！去年12月，左腿的瘫痪使我如陷地狱。圣诞节晚上，我住进了医院。一系列没完没了的血液化验并没有发现任何令人恐慌的结果，除了强烈的胃酸反流、消化不良和持续呕吐。

胃镜检查、过敏和食物不耐受测试同样看不出任何异样。照医生的话来说，我身体没什么毛病。从3月开始我就戒掉了肉类、牛奶和含乳糖的食物，我感觉有一些效果和好转。但我走路不能超过150米，否则就会气喘吁吁。虽然饮食没有超量，我的体重却增加到了120千克，同时我的腿部和全身都伴有明显水肿；影像学检查显示我有严重的肝脏脂肪变性，并逐步转化为肝硬化。我的肝脏占据了腹腔的大部分空间，这导致我的胃部受到压迫，同时也可能引起了反流和肺下部的胸膜炎以及持续的咳嗽。

6月5日是这一切得到改观的日子。我随手取了一本杂志，封面正好是你那篇关于"少吃疗法"的文章。读完这篇文章，我震惊万分。我清醒地意识到我是个糖尿病人（白天注射3次18单位的速效胰岛素、夜间注射22单位的甘精胰岛素，同时服用二甲双胍和降压药）。我在6月底开始采用你所描述的饮食方法，结果一切都发生了翻天覆地的变化：我每天步行或跑步4.8千米、上潜水课，体重降到105千克；由于会引起严重的低血糖，我停止了夜间注射的胰岛素，同时将速效胰岛素减少到早上6个单位、午餐前10个单位、晚餐前8个单位；我不再服用二甲双胍，也不再摄入任何类型的肉类、牛奶、含乳糖的食物、黄油、人造奶油、油炸食品、酒精、糖果和糖；这样一来，我的血糖水平一般不会超过145mg/dL。医生们都认为我的状态难以置信，说想要看一看那篇文章。

幸运的是，患者没有采用FMD而只是尝试了长寿饮食。但这已足够使他的细胞对胰岛素重新变得敏感，并在夜间引起严重的低血糖。在没有咨询具备饮食和糖尿病方面经验的医生以给他提供过渡期间建议的情况下，他做出了如此急剧的改变，简直是拿生命开玩笑。假如他同时采用了FMD，再结合使用糖尿病药物可能真会要了他的命。

我的研究结果对这位病人或许是大有裨益的，但如果你也是糖尿病患者，我强烈反对你采用他这种私下处理的方法。当然，他最大的错误是不应该将长寿饮食和胰岛素结合在一起。在接受同样的饮食或者同时进行周期性FMD之前，只需找合适的医生拜访那么一次，他就可以在不冒低血糖休克风险的情况下取得更好的疗效。

即使你的医生对于通过饮食干预帮助治疗或预防糖尿病抱抵触态度，你也应该坚持。如果医生仍然拒绝，可考虑寻求另一位具备综合医学专长的医生或联系L-Nutra，从该团队网络中申请一名专门医生。

我并不是说传统疗法没有作用，只是认为医生应优先考虑那些以治愈病人为宗旨的疗法，而不仅仅是那些减缓病情发展的疗法。最近，我发起了一项以生物学家、营养学家和医生为教育对象，内容涉及长寿饮食和FMD的培训项目。我希望在多个国家建立一个专业人士网络，以监护那些有使用本书所述饮食策略愿望的患者。

治疗肥胖症

我的大部分工作着眼于寻找预防或治愈常见疾病的方法，绝大多数情况下是通过作用于衰老过程并进而影响细胞组分、细胞和器官的修复、保护和再生。通常我在重点大学和相关医院从事与肥胖、糖尿病、癌症、心脏病或老年痴呆症有关的动物和临床研究。但是，每天都会有人给我写信，尤其是当他们走传统医学路径到了死胡同之际。在这种情况下，我会将这些患者的数据一个个收集好，并从当前的科学发现中推断出一个行动计划，然后分享给患者及其医生。在这里，我想分享其中两个涉及肥胖的极端案例。

案例1

我收到一位女士的来信，她决定自己进行FMD。她写道："我现在完成了15个为期5天的FMD周期，已经总共减重18千克（从114千克减到96千克，等于每周期减去约1.1千克），虽然有10个月时间由于没办法进行ProLon FMD，我的体重又恢复了2.7千克，但我的血压从大约130 / 80降到了120 / 70。在周期与周期之间的三四周时间里，我精力更充沛了，而且能够专注工作更长时间。

"我认为这种饮食是不能称之为'有趣'的，因为我对各种各样的国际饮食的喜爱胜过FMD这种饮食方式。不过，短短的5天时间在我看来是可以忍受的，因为我不会觉得饿；况且，5天之后我又可以恢复我的'正常'饮食、享受我爱吃的食物。为了持续减重，我尽可能不大吃大喝，但偶尔也吃一个汉堡、几个冰冻酸奶，甚至还会在两个周期之间享受一份油酥点心，所以这算不上一项艰难或重大的牺牲。"

案例2

第二个案例涉及我帮助过的一名肥胖男士，他曾千方百计试图减肥却都无济于事。他开始轻断食时的体重为111千克、腰围为1.27米、体脂含量为38%，这使他患糖尿病的风险很高。仅仅3个周期的FMD之后，他的体重、血压、C-反应蛋白（CRP；炎症指标）和血糖水平均有所改善。然而，这些改善并不显著，因为在周期之间，他会恢复高脂、高糖和高淀粉的饮食，于是减去的大部分体重又反弹回来了。我告诉他，考虑到他的高疾病风险，他应在医疗监督下不间断地进行4个周期的FMD。

据我了解，断食诊所通常将患者饮食限定为每天摄入200卡路里的热量，持续四周几乎没有什么问题。因此，只要患者足够谨慎并与我及其医生密切合作，那么每天至少提供750卡路里的3周FMD是合情合理的。

采用这一方案帮助他减掉了13.6千克的体重，其中大部分是腹部脂肪，并且他在精力和健康方面也有明显成效。一年后，他保持住了体重并反映FMD改变了他的饮食习惯。

显然，只有当间歇性FMD行不通时才应考虑这种多周期（两个或更多）的连续性轻断食方法。类似的连续多周期断食必须得到医生的允许并在其严密监控下完成。这位医生最好是专门研究长期禁食疗法的医生。因为如果操作不当或食用错误的食物，这种方法可能带来一些潜在的副作用，包括血压或血糖过度下降，以及营养不良（某些维生素、矿物质或基本营养素缺乏）。FMD还可能引起许多潜在的药物间交互作用，使长期的治疗方法对某些人群造成危险，如注射胰岛素的人。另一个顾虑跟体重快速减轻之后又快速反弹有关。多项研究表明，无论对于正常的受试者还是饱受心脏病折磨的患者，周期性大幅度的体重减轻然后又大幅度恢复体重都会增加心血管疾病的发病率。[13]

基于上述研究，避免体重减轻后的体重反弹尤为重要，因此患者经历多次连续的FMD周期后必须保持每月一次的FMD。请注意，ProLon或其他FMD方式只是医生可用于控制肥胖的一种辅助工具。作为获得美国食品药品监督管理局批准的一部分程序，目前我们正致力于进行临床试验，但这需要时间。在那一天到来之前，本章的信息为膳食干预提供了坚实的基础，可作为糖尿病常规预防和治疗的补充。

下一章中我们将介绍几项非常有前景的早期研究，它们涉及长寿饮食和FMD对心血管疾病所产生的积极对抗效应。

第九章 | 模拟禁食饮食、营养和心血管疾病的防治[*]
FMD, Nutrition, and Cardiovascular Disease Prevention and Treatment

感谢洛杉矶南加利福尼亚大学临床营养学中心的副教授和主任库尔特·洪医学/哲学博士，柏林夏里特大学医学院实验与临床研究中心的主任医师安德烈亚斯·米哈尔森以及巴尔的摩国家衰老研究所转化老年学高级研究员拉斐尔·德卡博博士审阅本章内容。

根据美国心脏协会报告，心血管疾病（CVD）——包括冠心病、急性脑血管疾病、冠状动脉性心力衰竭、高血压和动脉疾病——每年在美国约造成801 000人死亡，这大致占美国每年所有死亡人数的三分之一。此外，还有大约9200万美国人患有某种心血管疾病或急性脑血管疾病，相关治疗和丧失劳动力的费用估计高达3160亿美元。显然，迄今为止，处方药物和其他干预措施并不十分有效，因

---

[*]本章内容不得用于自我诊断或自我治疗。仅供医疗专业人员根据你的病情作为诊疗参考。

此日常长寿饮食和FMD就很有可能降低CVD的发病率或减缓其病程进展。就心血管疾病来说，以猴子为对象进行的两项长达数十年的研究以及以人类为对象的多项研究都证明了某些饮食方案对治疗这一常见疾病效果显著。下面我首先简单解释这些研究对我们有什么启示，以及以此为出发点我们究竟可以有什么作为。

猴子心血管疾病的预防

由于恒河猴有93%的DNA序列与人类相同，或许可以说，恒河猴是与人类最相似的生命体，这样我们就可以以恒河猴为研究对象观察寿命在饮食干预下的反应。它们最长可以活到约40岁，这使我们在一段较长又可控的时间内对其研究成为可能，而且它们会罹患许多与人类相同的疾病——包括糖尿病、癌症和心血管疾病等。威斯康星大学和美国国家衰老研究所（NIA）的两项研究分别检测了永久限制约30%卡路里对恒河猴寿命和疾病的影响，这两项研究具有里程碑的意义。

由理查德·温德鲁克博士带领的威斯康星大学的研究已持续了20多年，研究得出的结论是：热量限制饮食（CR）使猴子的死亡率降低到26%，而对照组的死亡率是63%。[1]

在正常饮食的猴子中，有42%患上了糖尿病前期或糖尿病，却没有一只CR动物被诊断出任何一种糖尿病形式。此外，CR动物的心血管疾病发病率减少了50%。[2]

不同于威斯康星大学的研究，拉斐尔·德·卡波率领的NIA研究发现：对照组和CR组在死因分布方面并无明显差异，而且两组猴子在心血管疾病、淀粉样变、肿瘤以及总体健康恶化方面的分布很相似。[3]

除了限制热量，这两项历时几十年的猴子饮食研究所呈现出的差异也突显了饮食成分的重要性。在NIA的研究中，安排给对照组的是一种健康饮食，其中的蛋白质主要来自植物性食物，包括小麦、玉米、大豆、紫花苜蓿以及鱼。蛋白质提供的热量占摄入总量的17.3%，加上5%的脂肪、5%的纤维、3.9%的蔗糖以及维生素和矿物质。再有，这些猴子每天只喂两餐，而且进食的量会根据每只猴子的年龄和体重做相应调整。

在威斯康星大学的研究中，牛奶（乳清蛋白）是唯一的蛋白质来源。该饮食成分中含有10%的脂肪（主要来自玉米油）、5%的纤维素和28.5%的蔗糖。与NIA研究不同，为了更准确地体现典型的西方饮食，威斯康星大学对照组的猴子可以随心所欲、想吃多少吃多少。

换句话说，NIA对照组的猴子由于采用了类似于本书所描述的长寿饮食方案，得以保持健康的体重；而威斯康星大学对照组中的猴子采用以动物性蛋白为基础的高糖饮食，放任它们体重增加。那么，威斯康星大学研究中的热量限制对于衰老和疾病具有高度保护作用也就不足为奇了，因为研究人员是将CR猴子与食用不健康食物的猴子进行了对比。相反，NIA对照组的猴子吃得如此健康，将热量限制30%并不能对衰老或大多数疾病产生明显影响。这突显了日常饮食的重要性，同时也支撑了本书贯穿始终的结论：对于那些想保持理想的长寿饮食的人来说，周期性FMD可限制在一年两次。

饮食与心血管疾病的预防

现在回到人类身上。我在第四章中描述了理想的长寿饮食（结合威斯康星大学和NIA的猴子研究）。然而，这种饮食的温和版本无疑就有现成的，而且有许多研究考察了它们的有益效果。最严格意义上的地中海饮食是研究最集中的饮食，目前已证明它对衰老和疾病（包括心血管疾病）是有作用的。因临床试验和分子研究少之又少，其功效背后的科学解释很大程度仅来自五大支柱之一的流行病学研究。对百岁老人的研究数据显示，极其长寿与地中海饮食本身没什么关系。取而代之的是，它与地中海、冲绳、洛马林达和哥斯达黎加等地某些特定食物成分以及它们在饮食中的比重有关。换句话说，地中海饮食或许是一个很好的选择，但如果我们牢记所有支柱，包括第四章和第六章所述的周期性FMD在内的长寿饮食可能会更胜一筹。即使是那些难以严格遵循这一饮食方式的人，仍可通过添加长寿饮食和地中海饮食中一些共有的典型成分而获益（参见表9-1）。

多项研究均表明，上述地中海饮食能有效降低包括心血管疾病在内的慢性病的发病率。[4]例如，佛罗伦萨大学的一项研究分析了410万名受试者的资料，发现心血管疾病风险的降低与地中海饮食依从性的提高存在明显的相关性。[5]

正如长寿饮食，橄榄油和坚果的摄入与长寿以及心血管疾病的预防存在一致性相关。为了解橄榄油和坚果是否的确可以预防疾病，西班牙巴塞罗那大学的一项研究跟踪了7447名年龄在58～80岁有罹患心血管疾病风险的男士和女士。这些受试者采用地中海式饮食，每周外加1升初榨橄榄油或30克混合坚果（15克核桃、7.5克榛子、7.5克杏仁），而对照组受试者则采用低脂饮食。[6]该研究小组观察到：不管在地中海饮食中添加了橄榄油还是坚果，都可以减少心血管事件（急性脑血管疾病、心脏病等）的发生。[7]5年多后，对同一组受试者的观察显示，摄入单不饱和脂肪和多不饱和脂肪，如橄榄油和其他植物油中所含的脂肪与心血管疾病的降低有关，而富含饱和脂

表9-1　优化地中海饮食与长寿饮食的差异

	地中海饮食	长寿饮食
橄榄油	高	高
豆类	高	高
粗粮谷物	高	高
水果	高	老年前为低，之后提高
奶酪	适中	没有或很低
酸奶	适中	65 ~ 70岁之前为低，之后适中
葡萄酒	适中	适中
肉类及肉制品	低	不包含或很低
牛奶	低	不包含或很低
蛋类	低	65 ~ 70岁之前不包含或很低，之后适中
黄油	低	不包含或很低
蛋白质水平	未提及	65 ~ 70岁之前很低，之后适中
食物摄入总量	未提及	65 ~ 70岁之前正常，之后以足够维持健康肌肉质量为准
限时进食	未提及	将11 ~ 12小时内进食作为该方案核心

肪和反式脂肪的饮食则会增加心血管疾病的发生率。[8]值得注意的是，从鱼类和植物性食物源（坚果等）中摄入的饱和脂肪与降低心血管疾病以及死亡有关。[9]

前面我们讨论过哈佛大学的一项研究调查了近13万名男性和女性，在死亡的2万多人当中，有5204人死于心血管病。其结果进一步显示，低碳水化合物、以动物性食物为主、高蛋白饮食组的人群全死因死亡的风险是其他组的两倍，而且死于心血管疾病的风险要高出40%。[10] 而如果仍保持低碳水化合物但以蔬菜为主时，就不会引起心血管疾病患病率的增加。事实上，这似乎还能进一步减少疾病的发生。

另一项跟踪了大量中年男性的研究表明，从动物性食物中摄取大量蛋白质会升高急性脑血管疾病和缺血性心脏病的发病率，而增加植物性食物源蛋白质的摄取则具有保护作用。[11]

正如我们和其他研究者所展示的那样，蔬菜类蛋白质摄入量高的人通常总蛋白质摄入量较低或低得多。这表明：与食用高水平动物性蛋白质的人群相比，低发病率或许是植物性食物的有益效果和总体蛋白质摄入量较低共同导致的。

瑞典一项针对43 396名女性的研究显示，每当蛋白质摄入量增加5克并且碳水化合物摄入量减少20克，心血管疾病的发病率就会增加5%。[12]

另一项研究分析了2210例非致命性心梗病例和952例心脏病死亡病例，其结论为：女性患心脏病的风险与高红肉和脂肪摄入量存在正相关关系，但摄入坚果以及豆类可以降低其风险。[13]

我的博士导师罗伊·沃尔福德在"生物圈2号"时，他和另外7人在亚利桑那沙漠的封闭环境中经历了为期近两年的热量限制饮食。[14] 他们摄入的食物中每天所提供的热量不足1800卡路里，而且以素食为主——包括水果、谷物、豌豆、豆类、花生、绿叶蔬菜、土豆、其他蔬菜、少量的羊奶和酸奶（每天约84克），以及少量的山羊肉、猪肉、鱼和蛋类。[15] 8位生物圈人在采用这种饮食后，心血管疾病的危险因素发生了显著的变化。

好几项研究都支持了"生物圈2号"的结果，表明热量限制可以减少炎症（CRP水平）和与心血管疾病有关的其他标志物（见表9-2）。[16]

表9-2　"生物圈2号"实验如何影响心血管疾病风险因子

风险因素	实验开始时	实验进行中（经历热量限制）
血压（mmHg）	108/77	90/58
胆固醇（LDL）（mg/dL）	105	60
甘油三酯（mg/dL）	115	80
体质指数（BMI）	23	19
空腹血糖（mg/dL）	92	70

综上所述，这些研究证实了很多心脏病和急性脑血管疾病的危险因素可通过非常具体的饮食干预措施得到预防，甚至是非常有效的治疗。然而，正如我们在恒河猴的研究中所发现的：长期限制热量摄入是一种极端的干预措施，既能带来好处，也会产生问题。

例如，表9-2显示，长期限制热量摄入后的体质指数的值通常可达到19，即使男性也是如此。而大屠杀幸存者的平均BMI值为14.2，接近瘦弱状态会对伤口愈合和对抗传染病的能力产生广泛的不良结果。

我们需要利用从这些意义深远的热量限制研究中获取的知识，利用这些信息来明确什么样的饮食和干预措施才有效，不会导致过度减重和潜在严重的副作用。

心血管疾病的饮食与治疗

不少研究调查了膳食干预在心血管疾病治疗中的作用。其中在20世纪90年代的一项随机临床试验研究中，人们被要求采用以加利福尼亚大学旧金山分校医学研究员迪恩·奥尼什名字命名的"奥尼什饮食"。这种饮食方案没有动物性产品和咖啡因，其中10%的热量来自从谷物、蔬菜、水果、豆类、鲜豆类或大豆制品中获取的脂肪，而且每天仅摄入12克糖。在轻度到中度运动和压力管理的共同作用下，研究参与者发现：仅一年后，他们患冠状动脉粥样硬化的风险就比过去有所好转。[17] 在28例患者中，有23例出现动脉粥样硬化转归，而对照组的健康水平则有所下降。[18]

在坚持"奥尼什饮食"5年后，干预研究组成员的正电子发射断层扫描（PET）显示：不管是休息时还是在药物诱导的心脏压力下测量，他们与心脏疾病相关的异常与对照组的扫描结果相比都有所减少。[19]

克利夫兰诊所的外科医生考德威尔·埃塞斯廷设计了一种类似的饮食法。他先在一个小组中测试，然后在一个确诊得了心血管疾病的更大患者群体中观察验证。与"奥尼什饮食"相似，埃塞斯廷的节食养生法不含肉类、禽肉、鱼类、奶制品、任何油类、坚果或鳄梨，但允许进食蔬菜、鲜豆类、全谷物和水果。

埃塞斯廷养生法关注的是将胆固醇保持在非常低的水平。在最初的研究中，他安排了24名患有严重冠状动脉疾病的患者节食，并进行了12年的跟踪观察。在所有18名坚持节食的患者中，冠心病要么被遏制，要么消退了。12年后，18名病人中有17名的胆固醇水平保持在145mg/dL左右。

然而，埃塞斯廷的节食养生法和奥尼什饮食有几个方面的不足。首先，由于它们的限制性太强，普通人群长期采用的依从性在最好的情况下也是不确定的。其次，两种饮食都忽视了坚果、其他植物性脂肪和鱼类的好处。研究显示，这些食物可能减少，而不是增加心脏病的患病风险。[20]鱼类、橄榄油和坚果的共同食用在某些有记录的长寿人群中是很常见的，包括洛马林达的基督复临安息日会（虽然他们大多数人不吃鱼）、伊卡里亚岛的希腊人、卡拉布里亚和撒丁岛的意大利人以及冲绳的日本人（虽然他们食用橄榄油并不多）。

支持将这些食物纳入饮食方案的不仅限于流行病学、临床和百岁老人研究。对人类热量限制的研究不仅不排斥坚果、橄榄油、其他脂肪或鱼类的食用，相反，研究结果显示，热量限制研究受试者总胆固醇和低密度脂蛋白（LDL）水平分别大幅下降至125mg/dL和60 mg/dL，均远低于埃塞斯廷认为足以提供强有力疾病预防作用的健康水平——150 mg/dL（总胆固醇）和80mg/dL（LDL）。

总之，虽然埃塞斯廷和奥尼什的节食法在治疗心血管疾病方面似乎是有效的。关于是否采用本章结尾处介绍的将他们的研究与五大长寿支柱相结合的心血管疾病治疗饮食，我建议你还是咨询心脏病专家为宜。我的改进方案重新引入了相对较高含量的坚果、橄榄油和某些含有较高 ω -3脂肪酸的鱼类，如鲑鱼；与此同时，减少水果、意大利面、面包和日常蛋白质的摄入，因为我的研究团队和其他研究人员已经发现，这些食物将增加年龄相关性疾病的风险。

周期性FMD在心血管疾病防治中的应用

我的实验室一直致力于寻找简单有效、尽可能不需要勉强人们做出太多改变的干预措施。例如，我们治疗心血管疾病的方法不是基于阻断酶的活性，如那些产生胆固醇或影响血压的酶。相反，我们的目标是开启身体促进细胞保护、再生和恢复活力的能力，从而改善其功能，重新回到更年轻、更健康的状态。

尽管还需要更大规模的临床研究加以证实，就像对癌症和糖尿病一样，周期性FMD对心血管疾病风险因素的影响也是令人惊叹的。[21]我们在人类身上测试FMD，受试者在3个饮食周期后显示心血管疾病和炎症标志物减少且没有任何不良反应。其他发现还包括在不损失肌肉质量的情况下，体重减轻、体脂下降。[22]每月一次为期5天的FMD进行3个周期后即恢复正常饮食，所有参与者的腹围减少了4厘米。

然而，总的来说，在心血管疾病高风险因素的个体中，周期性FMD比健康个体要有效得多。例如，中度高血压患者的收缩压下降了7mmHg；高甘油三酯患者的甘油三酯下降了25 mg/dL；高危人群的不良胆固醇（低密度脂蛋白）下降了将近22 mg/dL。值得注意的是，经过3次周期性FMD后，绝大多数研究对象的CRP（心血管疾病的重要炎症风险因素）水平恢复到了正常范围（见图9-1）。

FMD与心血管疾病、临床试验及防治结果总结

在我们针对100名受试者的人类临床研究中，周期性FMD影响了很多心血管疾病致病或相关的主要风险因素或标志物，尤其是在高危人群中。涉及心血管疾病的FMD有关结果如下：

1. 腹部脂肪和腹围减少；

2. 炎症危险因子C-反应蛋白显著下降；

3. 总胆固醇和低密度脂蛋白胆固醇降低；

4. 甘油三酯降低；

5. 收缩压和舒张压下降；

6. 空腹血糖降低。

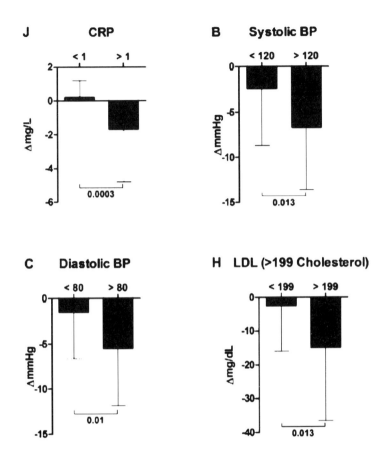

图9-1　经过3个周期的FMD，心血管疾病的危险因素包括C反应蛋白、血压和LDL胆固醇都有显著降低

以下是我提出的预防和治疗心血管疾病的操作方案。

预　防

1. 遵循长寿饮食（详见第四章）和运动指南（详见第五章）。

2. 进行周期性的FMD。对于没有心血管疾病风险因素的健康人员，我们建议每6个月进行一次FMD；对于那些有多种心血管疾病风险因素的超重人群，包括有心脏病或急性脑血管疾病家族病史的个体，我们的建议是每月进行一次FMD，直到达到正常体重，然后根据第六章的指南相应减少频率。

治　疗

最理想、最安全的方案莫过于就如何采用埃塞斯廷节食养生法、奥尼什饮食、沃尔福德限制热量饮食和长寿饮食中的相关成分，与你的心脏病专家谈谈，并将它们与本章讨论的临床和流行病学研究中呈现的新信息结合起来。关于以下所有指导准则的更多细节，请参见第四章。

- 不推荐：红肉、禽肉或其他肉类（不包括鱼类）。
- 不推荐：乳制品。
- 推荐：鱼类。
- 推荐：大量蔬菜（以有机蔬菜为佳）。
- 推荐：鲜豆类，包括黄豆、小扁豆、鹰嘴豆、豌豆（有机为佳）。
- 推荐：全谷物，包括意大利面和面包，但每天应少于100克。
- 推荐：水果，但一天只吃一两份（例如，一个苹果或橘子，两把蓝莓、黑莓或草莓）。
- 推荐：橄榄油（每天约80克）。
- 推荐：坚果（每天约30克核桃、杏仁或榛子）。
- 把每天的进食时间限制在11 ~ 12小时内（例如，仅在早上8点到晚上7点或8点期间进食）。
- 如果你的BMI在25以上，那就限制一日进食两餐，再加上一份低糖、高纤维、热量低于100卡路里的零食。

· 将糖的摄入量限制在每天不超过10克。

· 每千克体重每天摄入的蛋白质约为0.68 ~ 0.8克。如果你的体重是130千克，那就意味着每天需摄入约89 ~ 105克的蛋白质，其中30克应在一顿饭中摄入，以最大限度地促进肌肉合成。

· 按照第五章的指南运动。

· 我推荐的饮食与奥尼什饮食的不同之处在于，它允许摄入大量来自鱼、橄榄油和坚果的脂肪。然而，它还没有达到巴塞罗那研究所允许的每周摄入近1升橄榄油的程度。因为巴塞罗那研究的饮食方案显然是出于心血管疾病的防治，而这里提出的饮食是一种折中方案，综合考虑了几十年研究的因素，奥尼什、埃塞斯廷和其他研究得出的说明摄入很低脂肪可能更可取的证据，以及最近研究发现很少有证据表明减少摄入橄榄油和坚果会产生有益效果。

· 和你的医生谈谈如何将此处描述的饮食疗法作为一种综合策略。

· 实施周期性的FMD。提醒你的医生，除非能确保将血压控制在正常范围内，否则不应在FMD的同时服用抗高血压药物。

请记住，本章所描述的饮食干预措施尚未在治疗心血管疾病的大型随机临床试验中测试，因此应将其仅用作标准诊疗方法的辅助手段。在我们继续致力于更大型的试验并为获得美国食品药品监督管理局的批准而不懈努力的同时，你和你的医生都应相信，我们的早期研究结果确实充满希望。这同样适用于我们要关注的下一个领域，即神经退行性疾病，尤其是阿尔茨海默病和其他痴呆症。

| **模拟禁食饮食和营养在阿尔茨海默病及其他神经退行性疾病防治中的应用**＊

FMD and Nutrition in the Prevention and Treatment of Alzheimer's and other Neurodegenerative Diseases

由衷感谢柏林夏里特大学医学院实验和临床研究中心生酮饮食和FMD应用方面的专家、神经学家马库斯·博克和热那亚大学圣马蒂诺医院老年病学主任帕特里齐奥·奥德蒂审阅本章内容。

长期以来，大脑功能及损伤一直是我学术研究的焦点与激情所在。与衰老一样，这一领域也意味着一项令人望而却步的科学挑战。大脑通常受到包括阿尔茨海默病和帕金森氏症在内的疾病折磨，这些疾病对患者及其亲朋好友来说几乎是毁灭性的。然而，我认识并且经常接触的很多上了年纪的人，即使已经90多岁甚至上百岁了，还依然思维敏捷、机智诙谐。我的研究目标就是帮助尽可能多的人保持正常心智活到高寿。本章主要集中讨论阿尔茨海默病和其他痴

＊本章内容不得用于自我诊断或自我治疗。仅供医疗专业人员根据你的病情作为诊疗参考。

呆症，特别是营养和FMD如何影响它们的发病率和病程进展。虽然帕金森氏病也是我的研究团队感兴趣的领域之一，但与之相关的研究目前还没有完成。我们对于长寿饮食和FMD寄予很高的期望，认为它们对帕金森症是行之有效的，但在针对此病症开展基础和临床研究之前，对可能的结果进行推测还为时过早。

阿尔茨海默病

阿尔茨海默病（AD）在所有痴呆症中占60%～80%。它主要表现为丧失记忆力以致干扰到正常的日常活动。在疾病的早期阶段，患者很难记住新获得的信息。渐渐地，他们就像迷失了方向一样，表现出情绪和行为上的变化。因为患者认不出也不记得其家人或照顾者，所以他们经常会对这些人产生怀疑。当病人记忆丧失恶化时，他们可能连说话、走路甚至吞咽都会出现困难。

1997年，当我第一次在南加利福尼亚大学神经生物学家迦勒芬奇的实验室开始AD研究时，对抗这种疾病的最大希望是研制一种能抑制名为β-淀粉样蛋白的疫苗，这种蛋白在AD患者的大脑中积累，科学家们普遍认为该蛋白在某种程度上与AD存在关联，因为它涉及遗传和非遗传性的AD。然而20年后，这一手段还是没能有效治疗AD，数百个实验室仍在不懈寻找治愈方法。人们还是不清楚β-淀粉样蛋白的积累是否是导致该病的主要原因。

然而，在我们持续寻找治疗方法的同时，也要明白，即使阿尔茨海默病诊断的平均发病年龄推迟5年，也会使患者数量减少近一半。因为该病发生在如此高的年龄，可能很多患者在还没有患上这种病之前就已经死于其他原因。因此，AD是运用FMD等饮食干预

的理想研究对象；轻断食对衰老过程有广泛影响，很有可能延迟 AD
的发作或进程。

阿尔茨海默病在小鼠身上的预防

不足为奇，AD 的主要风险因素是衰老。从 60 岁到 95 岁，这种
疾病的发病率增加了 100 多倍。小鼠研究为了解阿尔茨海默病提供
了一个平台，因为可以将已知导致 AD 的人类基因植入小鼠的基因
组中，从而加快出现阿尔茨海默病患者所具有的记忆丧失和学习障
碍症状。

同样令人遗憾的是，我们必须通过牺牲小鼠来确立阿尔茨海默
病的干预措施。在开始人体试验之前，我们除了在小鼠身上进行初
步实验以外别无选择。值得注意的是，我们的 AD 研究中所使用的
小鼠看上去并不痛苦；我们引入的 AD 突变所导致的认知能力下降
类似于阿尔茨海默病患者活到很高年龄时所出现的状况。

有了在小鼠身上进行的这些研究基础，我的团队目前准备与热
那亚大学的临床老年病学和神经病学专家团队共同开始一项采用
FMD 预防和治疗 AD 的临床试验。我们就 FMD 对正常受试者认知表
现的影响已进行了初步研究，并取得了积极可喜的结果，这为阿尔
茨海默病研究提供了坚实的基础。写作本节的目的不是回顾涉及饮
食与阿尔茨海默病之间关系的所有小鼠研究。相反，我们的目标是
为预防和治疗神经退行性疾病的特定饮食奠定基础。

我们的第一项研究试图通过调节加速衰老的基因来延迟阿尔茨
海默病的发作。研究使用"三重转基因"小鼠，即它们具有与阿尔
茨海默病相关的三个人类突变基因（APP、PS1 和 tau）。因为绝大多
数 AD 发生在 70 岁以后，所以我们没有选择长期低热量饮食，以免即

使它被证明是有效的，也无法在老年人身上安全实施。我们决定通过迷惑细胞来调节两组加速衰老的主要基因的活性，从而给小鼠提供缺乏9种必需氨基酸（身体不能产生的氨基酸：异亮氨酸、亮氨酸、赖氨酸、蛋氨酸、苯丙氨酸、苏氨酸、色氨酸、缬氨酸和精氨酸）的正常饮食。我们也给小鼠喂食过量的人体可以制造的非必需氨基酸，这样小鼠就不需要通过饮食获得。换句话说，实验饮食与正常饮食没什么区别，只是含有较少的必需氨基酸和更多的非必需氨基酸。

从幼龄到中年，老鼠每隔一周喂食一周这种饮食，与正常饮食交替进行。这一细微变化的强大影响是显而易见的，因为我们在试验饮食的小鼠身上检测到促进衰老和癌症的生长因子IGF-1水平降低了75%。值得注意的是，即使在小鼠恢复正常饮食后，这种饮食干预对IGF-1水平的影响仍在继续。几个月后，曾经每隔一周进行一次蛋白质限制饮食的小鼠在几个不同认知测试中都有更好的表现，这说明膳食干预可以保护它们免于发生阿尔茨海默病症状。

以上结果证明了营养技术的潜力——了解食物成分对特定基因和路径的影响，从而寻求尽可能不具破坏性但效果与药物治疗相当甚至更好的食疗方案。这与"营养保健品"的概念不同，在大多数情况下，后者是针对具有特定生物或医学功能的特定分子工程化浓缩而成的食品。例如，从美洲大樱桃中提取的浓缩维生素C就可以被视为一种营养保健品。

在我已提及的一项研究中，小鼠从中年开始接受为期4天每月2次（每月共8天）的低热量FMD干预。在老年时，这些小鼠的学习和记忆能力比对照组小鼠强得多（见图10-1）。我们观察到在所有测试中，它们的表现都有改善，包括运动协调（转轮实验），以及长期和短期记忆。

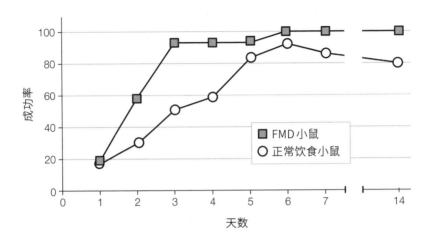

图10-1   周期性FMD改善小鼠认知能力测试表现

周期性FMD对在衰老过程中扮演关键角色的基因有着深远影响，包括大脑的老化。美国国家衰老研究所的研究人员在这一领域开展了很多工作，集中研究隔日断食。这些小鼠断食一天，第二天就恢复正常饮食。它们的学习和记忆功能都有稳定改善，这些有益效果在正常小鼠和患有阿尔茨海默病的小鼠身上都有体现。[1]

现在我们准备进行临床试验，以测试类似但较少热量限制的饮食对人体的影响。

从饮食上预防人类阿尔茨海默病

周期性FMD可延长人的寿命，而且总体上让人活得更健康，因此推荐大多数人采用；但因它提供的热量非常低，所以不建议70岁以上的人采用。如果某种饮食方案能预防阿尔茨海默病，但同时却造成免疫系统缺陷或使病人虚弱不堪，那么采用这种饮食又有什么意义呢？因此，在建议进行饮食干预之前，必须确保其预防或治疗疾病或某种状况的潜力超过其引起不良副作用的可能性。因此，如果一位65岁的人患阿尔茨海默病的风险很高，那么实行FMD是合理的最小风险；这个风险应该要到70岁或者更老一些才加以考虑，其中的因素包括维持正常体重和肌肉质量的能力、个人的整体健康状况以及神经病学专家的看法。值得注意的是，一些研究表明：热量限制饮食可改善和防止老年动物肌肉质量的损失，因此需要进一步研究以明确周期性FMD究竟会对老年人的肌肉质量和力量产生积极还是消极的影响。随着廉价和高特异性DNA检测的普及，我们现在还可以考虑为预防个人特定疾病而量身定制的饮食。例如，负责携带胆固醇和类胆固醇分子的载脂蛋白E（APOE）蛋白有三种形式：APOE2、APOE3和APOE4。对于人类，尤其是有双份APOE4基因的女性来说，患阿尔茨海默病的风险是平均水平的15倍。对于普通人来说，85岁后患AD的概率超过40%；而对于具有双份APOE4基因（等位基因）的人来说，患病风险高达91%，其中一半在68岁前就患病了。[2]我鼓励那些父母或祖父母患有阿尔茨海默病的人进行基因检测，以确定他们是否有患此病的风险因素。如果检测结果呈阳性，他们可能需要咨询医生，看看是否有必要采纳以下饮食建议。

长寿饮食加上过量的橄榄油和坚果

周期性FMD或许能有效预防小鼠甚至人类的认知疾病，但日常饮食对认知健康也起着关键作用。尽管我们关于长寿饮食对神经退行性疾病的积极作用研究仍在进行之中，但地中海饮食这种日常饮食结合高橄榄油摄入量对认知能力下降具有保护作用却已得到证明。[3]

一项在西班牙巴塞罗那开展的6年随访研究，原本是针对心血管疾病（在上一章已提及），监测了平均年龄为67岁的447名志愿者，他们具有高心血管疾病风险但认知方面较为健康。参与者被随机分配，实验组采用地中海式饮食、每天补充初榨橄榄油或30克坚果；而对照组的饮食则建议减少脂肪摄入。在认知能力测试中，地中海式饮食加橄榄油或坚果受试者比低脂饮食受试者的表现更胜一筹。[4]

在60岁以上的人群中（可能也包括更年轻的群体），地中海饮食加上橄榄油或坚果被认为与改善认知功能有关。然而，一项对众多地中海饮食和神经退行性疾病的荟萃分析研究认为，坚持地中海饮食也只能降低13%的神经退行性疾病的风险。[5]因此，我下面要谈到，为了优化大脑健康、延迟或预防阿尔茨海默病的发生，建议采用长寿饮食加上其他营养成分，包括橄榄油和坚果。虽然这种饮食在预防痴呆症方面的功效尚未被证实，但它具有产生重要影响的很大可能性，因为它代表了更严格的地中海饮食版本，而且包含很多额外的、具有明确益处的营养成分。

咖啡和椰子油

咖啡对健康和长寿的作用一直备受争议。虽然早期研究将咖啡视为多种与年龄有关疾病的危险因素，包括癌症和心脏病，但后来，更细致的研究表明：适量饮用咖啡或许真能起到预防帕金森氏症、Ⅱ型糖尿病和肝病等疾病的作用。另有几项研究指出，咖啡还可预防阿尔茨海默病。

南卡罗莱纳大学的研究人员回顾梳理了1966 ～ 2014年发表的涉及咖啡摄入量与痴呆之间关系的研究。这期间发表的11项研究调查了总共29 000名参与者。总的来说，喝咖啡的人和不喝咖啡的人患痴呆症的风险没有差别。然而，咖啡摄入量最高的那组患阿尔茨海默病的风险降低了大约30%。就像有研究说明咖啡可以预防帕金森氏症一样，每天饮用3 ~ 4杯咖啡也许能预防阿尔茨海默病，这其中的部分原因可能在于咖啡富含的多酚。[6]然而，如此饮用咖啡很可能会产生副作用，因此只有当你患AD风险很高时才应加以考虑，而且需要在医疗监督之下进行。

椰子油含有大量的饱和脂肪。但与其他主要由长链脂肪酸（含13 ~ 21个碳链的脂肪）组成的膳食饱和脂肪不同，椰子油含有高浓度的中链脂肪酸（MCFA，即含有6 ~ 12个碳链的脂肪）。MCFA很容易转化为酮体，这正是禁食期间大量产生的相同分子。在长时间禁食、葡萄糖缺乏之际，大脑便开始把酮类作为主要的能量来源。

在一项针对阿尔茨海默病患者的研究中，每天摄入40毫升的特级初榨椰子油使认知状态得到改善。这一发现与其他研究相一致，说明中链脂肪酸有预防痴呆的作用。虽然椰子油的保护作用还必须通过大型临床研究加以证实，但公开的数据表明：椰子油也许有助于提高阿尔茨海默病患者的认知能力。[7]值得注意的是，美国心脏协会将椰子油列入含有饱和脂肪的潜在有害食品范畴。这种担忧是否必要还处于激烈争论中，但如果将椰子油用于预防或治疗痴呆症，则应当考虑经常食用椰子油会增加患心血管疾病的可能性。

"坏"脂肪与阿尔茨海默病

一方面，椰子油中的中等长度脂肪和橄榄油中的单不饱和脂肪可以预防阿尔茨海默病；另一方面，饱和脂肪和其他脂肪（"坏"

脂肪）的反向作用也存在，除了心血管疾病，它们还可能增加患痴呆症的风险。一些研究指出，摄入高水平的饱和脂肪酸或反式脂肪酸会增加患痴呆症的风险。芝加哥健康和衰老研究项目的研究发现，食用饱和脂肪酸和反式脂肪酸与患 AD 的风险增加有关。[8] 这些发现支持采用长寿饮食，因为它几乎不含动物源性食物（尤其是红肉、黄油、奶酪、全脂牛奶、猪肉和糖果）中富含的饱和脂肪和反式脂肪。[9]

营养充足

某些维生素和其他营养物质被认为具有神经保护作用，即能够保护神经元免受伤害。这一观点可能过于简单化，但一些研究指出，ω-3 脂肪酸、维生素 B，以及维生素 C、D 和 E 的不足与大脑衰老以及痴呆存在关联。不过到目前为止，大多数研究还无法明确大剂量补充这些维生素和营养素与预防痴呆症之间的联系。

即便如此，每种饮食都应包括充足的、富含这些营养素的食物（见附录二中这些营养素含量很高的食物）。事实上，只需回顾以往的研究，就知道 AD 患者的叶酸和维生素 A、B_{12}、C 和 E 都处于较低水平。所以，如果将来发现缺乏特定营养物质会导致 AD 也就不足为奇了。因此，即使不一定能证明补充高水平的维生素或脂肪酸具有保护作用，但它至少避免了出现不足的风险，因为一旦出现不足，就可能加速大脑退化并增加患痴呆的风险。富含维生素的食物可能会起到降低患 AD 风险的作用，但除了那些食品中没有强化叶酸维生素的国家，补充维生素，比如 B 族维生素，在很大程度上是无效的。[10]

适龄体重及腹围

BMI（它考虑了一个人体重与身高的相对关系）和认知之间的关系很复杂，并且随着年龄的不同而变化。高BMI的年轻人和中年人一旦进入老年就会出现认知能力下降或痴呆风险增加的情况。然而，老年人如果体质指数稍高，则意味着较强的认知能力和死亡率的降低。因此，在65岁之前保持健康的体重和理想的腹围很关键；除此之外，应将目标设定为达到健康BMI和腹围范围的上限为宜。对于男性来说，65 ~ 75岁的理想体质指数可能在22 ~ 23的幅度；但超过这个年龄段，BMI幅度保持在23 ~ 25可能会更可取，以免出现肌肉质量损失和其他有害缺陷。

这一目标可通过少量添加长寿饮食中不允许或严格限制的食物来实现，如鸡蛋、羊奶或绵羊奶酪和酸奶、黑巧克力、水果及较大量的鱼和海鲜。即使到了老年阶段，这些食物也只能适可而止。在长寿饮食中添加这些食物可能有助于防止体重减轻和肌肉损失，尤其是当摄入蛋白质（每千克体重摄入0.89克蛋白质）与肌肉训练和运动相结合时（详见第五章）。[11]

阿尔茨海默病的饮食治疗

预防痴呆症的饮食干预措施，包括椰子油、橄榄油和长寿饮食，也可用于辅助患有阿尔茨海默病或被称作轻度认知障碍的患者，后者通常是痴呆症的前兆。

然而，与它们在治疗癌症、糖尿病和心血管疾病方面所起的作用不同，人们对于饮食干预在治疗阿尔茨海默病和其他痴呆方面的作用知之甚少且仍停留在推测阶段。由于AD对患者及其家属来说是毁灭性的，而大多数AD患者都等不及未来的研究，所以我想讲讲我们已完成的小鼠研究以及即将在AD患者身上实施的研究，我相信这些研究是大有作为的。

同样，这些干预措施的目的与其说是治愈AD，不如说是试图将其发病推迟5年、10年或更长的时间。只有专门研究AD的神经学家才能对某一位病人是否应尝试这种饮食做出判断。必须认识到：这只是一种未经验证且存在风险的方案，因此其安全性和有效性的确定需要以大型临床试验为基础。作为得到批准临床试验的一部分，最好遵循以下建议。

上文提到过，我们在一项小鼠研究中取得了可喜的结果，研究以一周为周期在无蛋白饮食辅以非必需氨基酸和正常高蛋白饮食之间交替进行。经过咨询经验丰富的神经学家，AD患者可尝试为期一周的低蛋白饮食（每千克体重0.29 ~ 0.43克蛋白质），然后是一周的相对高蛋白饮食（每千克体重1克蛋白质），如此交替进行。患者的一周饮食主要包含碳水化合物和"好"脂肪（不吃肉、鱼、蛋、牛奶或奶酪，豆类可少量），然后下一周进行正常的高营养长寿饮食。每天的饮食需补充椰子油（40毫升）。在"营养周"期间，应至少食用三次鲑鱼和富含ω-3油的鱼类（见附录二），并注意避免高汞鱼。

以周为单位交替进行这种很低蛋白和正常蛋白的饮食模式，坚持至少6个月，然后看看：①患者的认知能力是否改善；②患者能否保持正常体重和肌肉质量而没有出现其他症状。如果患者的体重或肌肉重量减少超过5%，就应推迟进一步的饮食循环，直到恢复健康体重。

　　每月进行一次FMD是另一种公认存在风险的方案，我们已针对20～70岁的人群进行了测试，但尚未在更大年龄受试者或AD患者中测试（详见第六章）。在一项小规模的初步研究中，我们观察到，接受了3个周期每月一次FMD干预的受试者认知能力得到了改善，这与中年开始每月两次FMD对小鼠进入老年后神经再生和认知能力的显著改善效应相一致。[12]

　　要注意，FMD对老年人来说可能非常危险，尤其是那些体质虚弱、体重偏轻或在生病过程中体重减轻的人。在周期性FMD间隔期，患者应遵循高营养、以植物和鱼类为基础的高蛋白质饮食（每千克体重1克蛋白质）。

　　我再次强调，只有在不具备其他可行方案的情况下、基于专业神经学家的建议、遵循以上列出的防范措施和注意事项，并且最好是作为临床试验的一部分时方可考虑这些干预措施。

锻炼身心

　　保持身体和精神上的活跃已被证明可以防止与年龄相关的痴呆症。有一项关于运动和痴呆关系的研究综述，纳入了800例患者和18项随机临床试验，得出的结论是体育运动，尤其是跑步和游泳一类的有氧运动，可以改善痴呆患者的认知功能（参见第五章的运动指南）。[13]

　　运动对预防和治疗痴呆都很重要。当然，对于身体虚弱和年龄较大的患者来说，固定式自行车可能比跑步或游泳更为稳妥，因其踏板阻力可以通过调整既达到适宜的挑战难度，同时又避免对患者的身体造成伤害。

防止 AD 和其他痴呆的另一种方法是坚持大脑活动。阅读、猜谜和玩计算机游戏都被证明能提高人们的认知能力，有助于预防或延缓痴呆的发生。[14]

神经退行性疾病的防治总结

预 防

以下是针对痴呆症高危人群的指导原则（鉴于家族病史或早期认知能力衰退）：

1. 采用长寿饮食和周期性 FMD。

2. 多添加橄榄油（每天 50 毫升）和坚果（每天 30 克）。

3. 适量喝咖啡。对于患 AD 风险相对较低的人群，建议每天喝一两杯；对于高危人群，每天最多 3 ~ 4 杯。如有疑问，请咨询你的医生。

4. 每天服用 40 毫升的椰子油，但要考虑潜在的心脏病风险（心血管疾病已患病或有风险的人群不应服用椰子油）。

5. 避免食用饱和脂肪和反式脂肪。

6. 除低汞鱼类、利用羊奶制成的奶酪或其他乳制品外，避免食用所有动物性产品。

7. 遵循含有 ω-3、B 族维生素，及维生素 C、D 和 E 的高营养饮食。

8. 每天服用多种维生素和矿物质补充剂。

治 疗

以下指导原则针对已确诊的 AD 或痴呆症患者。该治疗计划必须得到神经学家的批准，并在其监督下结合常规医护方案进行。

1. 遵循以上所有预防痴呆症的饮食建议。

2. 咨询你的神经科医生，采用低蛋白、缺乏必需氨基酸的饮食，然后摄入正常卡路里和/或周期性FMD，交替进行。

对于AD和其他后续发生的疾病，记住热量和营养限制饮食对老年人具有潜在危险非常重要，因此负责该病例的神经科医生应与注册营养师合作，以优化对大脑功能的影响，同时尽量降低其风险和副作用。

虽然我们对AD的研究可能具有高度推测性，但这是我特别感兴趣的一个领域。通过采用长寿饮食这样的疗法使之作用于衰老过程，可以推迟甚至预防疾病，并像艾玛·莫拉诺或萨尔瓦托雷·卡鲁索一样保持健康，不仅记得一小时前所做的事情，而且记得他们年轻时发生的许多故事，甚至是唱过的歌曲。这是我雄心勃勃的愿景，我们正与世界各地的实验室和研究人员合作以促使这一切成为可能。

第十一章 | 模拟禁食饮食和营养在炎症和自身免疫性疾病防治中的应用*

FMD and Nutrition in the Prevention and Treatment of Inflammatory and Autoimmune Diseases

感谢洛杉矶南加利福尼亚大学临床营养中心副教授兼主任库尔特·洪医学博士以及柏林夏里特大学医学院实验与临床研究中心的安德烈亚斯·米哈尔森主任医师审阅本章内容。

衰老和自身免疫系统

随着我们慢慢变老，身体的免疫系统细胞会受到损害或功能失调。在免疫系统中处于核心地位的白细胞，包括T细胞、巨噬细胞和嗜中性粒细胞，会自然产生炎症因子。这些白细胞通常在协调许多不同的健康免疫功能方面起着中心作用：从对抗、杀灭细菌和病毒，到杀死以及处理受损的人类细胞，包括癌细胞。

---

* 本章内容不得用于自我诊断或自我治疗。仅供医疗专业人员根据你的病情作为诊疗参考。

但随着年龄的增长以及疾病的发生，免疫细胞和这些炎症因子的产生可能会变得失调。一旦出现失调，即使是不需要的情况下，炎症也可能被激活，继而引发涉及全身的低度系统性炎症。有时候，这种炎症会继发形成对正常细胞或细胞内分子的强烈免疫力，从而引起免疫系统攻击自身某些部位的自我识别。这正是多发性硬化症、克罗恩病、Ⅰ型糖尿病等自身免疫性疾病发生时的情况。

系统性炎症被视为癌症和心血管疾病及其他疾病的风险因子，要判断一个人是否患有系统性炎症，一个办法就是测量其血液中的C反应蛋白（CRP）水平，其中的原因在于肝脏会自然产生CRP以应对系统性炎症。有研究通过检测CRP得知，大约三分之一的美国成年人患有系统性炎症，[1]但大部分欧洲人和其他人群同样患有此症，这都是正常老龄化和不健康行为的结果，如摄入西方饮食、肥胖以及受到感染等。由于地中海饮食一直与患病低风险联系在一起，许多欧洲人据此认为他们会受到饮食的保护。遗憾的是，正如我在前几章所述，即使是最严格意义上的地中海饮食，对衰老和疾病的益处也是有限的。而且，由于大多数欧洲人并不了解地中海饮食究竟包含什么成分，况且要坚持最严格的地中海饮食难度不小，所以即使是在地中海地区，也很少有人采用该饮食方式。

最近一项世界范围的分析显示，全球有8% ~ 9%的人口被诊断患有29种重大自身免疫性疾病之一，[2]其中较为常见的是Ⅰ型糖尿病、多发性硬化症、克罗恩病、多发性肌痛、牛皮癣、狼疮和类风湿性关节炎。

令人担忧的是，近30年来，新确诊的自身免疫性疾病病例呈上升趋势。在过去的10年间，全球发病率以每年19%的惊人速度增长。[3]换言之，自身免疫性疾病的数量几乎每5年就翻一番。虽然其中部分增长可以解释为我们对某些疾病的诊断和认识水平有所提高，但环境和饮食因素可能也是罪魁祸首。

营养和自身免疫性疾病

肥胖一直被认为与多种自身免疫性疾病有关，包括多发性硬化症和类风湿性关节炎，它可能也与克罗恩病和其他肠道自身免疫性疾病有关。[4]因脂肪细胞可成为TNFα和IL-6等炎症分子的重要来源，那么肥胖和自身免疫系统紊乱之间的关联就可能是腹部脂肪在起作用。腹部和身体其他部位积聚的脂肪能产生刺激免疫反应的分子，这样就促使免疫细胞对抗其他普通的身体细胞。

高盐摄入也被认为会导致自身免疫性疾病，这可能是促进T细胞活化的结果，而T细胞正是许多自身免疫性疾病的核心元凶。当然，目前还需要更多的研究来证实和理解钠在自身免疫疾病中的作用，但由于盐也与心血管疾病有关，所以一般建议那些自身免疫性疾病患者或高风险人群节制用盐。

饮食还可通过改变肠道内的细菌数量来影响免疫系统，并进而调节很多不同的免疫细胞。众所周知，西方饮食会通过改变占据人体肠道的微生物种类产生炎症和负面影响。[5]研究表明，仅仅通过调整为以植物性食物为主的饮食，就可以迅速降低以动物性食物为主的西方饮食人群肠道中的炎症性细菌群落数量。[6]

食用祖辈餐桌上的食物

要解释全球范围内自身免疫性疾病的快速增长还有一个人们了解较少的潜在因素，即现代全球化食品供应中不断扩大的食物选择范围。虽然我的实验室关于自身免疫性疾病这一因素的研究尚处于起步阶段，但我们有理由怀疑自身免疫反应可能是当今全球化饮食的某些方面所引起的。譬如，一项研究指出，儿童的牛奶摄入量与自身免疫增强后攻击产生胰岛素的胰腺细胞有关，从而增加了患 I 型糖尿病的风险。[7] 也许总有一天，我们能实现将一个人的 DNA（基因组）与他或她应避免的食物联系起来以防止自身免疫紊乱或不耐受症。但目前，我能想到的最好建议是"食用祖辈餐桌上的食物"。

这就意味着要弄清楚你的父母、祖父母和曾祖父母来自哪里以及那些地方常见的食物是什么。我的祖辈都来自意大利，因此我的饮食中富含西红柿、青豆、鹰嘴豆和橄榄油。我们知道西红柿会在少数人中激发免疫反应，它是在 400 年前才引进意大利的，但这段历史已足够长，以至于今天的意大利人几乎不会因为食用西红柿而引起广泛的自身免疫或不耐受。相比之下，由于在传统历史上成人的饮食中都不含牛奶，日本人或意大利南部人群的孙辈成年后有可能会出现乳糖不耐受的情况。

假如我的祖父母是冲绳人，我的饮食中应包括红薯和海藻；如果他们来自德国，则我的饮食应涵盖卷心菜和芦笋。这看起来很复杂，但其实不然。你可能需要和你的父母或祖父母坐下来谈谈，问些问题，或者向一位曾经和你的祖父母居住在同一地区的长辈请教，如此而已。无论如何，尽量获得一份完整的饮食清单，因为他们饮食的每个组成部分可能都是刻意选择的结果，是构成一份完整的营养饮食清单不可或缺的。我的父母都来自意大利南部的一个小村庄，这里不会进行什么科学研究以确定哪种饮食是好是坏；即使如此，他们每个人都互相了解，如果有人因从来不吃鱼、肉或鸡蛋而患上维生素 B_{12} 缺乏症，那么镇上的其他人都会听说这件事，并最终学会如何避免出现维生素 B_{12} 缺乏症。同样，如果许多喝牛奶的婴儿出现问题，这总会引起人们的注意，并把孩子们喝的牛奶换成羊奶。这种食物的选择在乡村和小城镇更容易发生，但如果人们一辈子都生活在同一个地方，也可能发生在城市。不过在纽约或在伦敦、东京这样的大都市，这种情况发生的可能性要小得多，因为这样的社区更具流动性，且人们对邻居的疾病和饮食习惯知之甚少。

我们还缺乏确凿的证据表明"食用祖辈餐桌上的食物"可预防疾病、延长寿命。我也并不是建议你要吃和你祖父母一模一样的东西，而是说你要把他们所吃的食物与本书中所描述的长寿饮食相匹配。

如果你难以等待决定性的科学和临床研究完成，基于所有可用的信息而采用最有可能的假设也是行得通的。举例来说，我们可以假设一个2000人左右的小镇及周边小镇居民，与这些镇上的医生一同观察某些特定食物几十年以来的食用效果，并向父母和祖父母请教，就足以对这些食物的许多优缺点做出判断。结果你会发现大部分信息是正确的，当然，其中有些信息可能存在错误，但采用这一策略的风险几乎为零，因为那些在祖辈餐桌上习以为常还安然无恙的食物不太可能有害于你。

了解祖辈们不吃哪些食物也同等重要。尽管目前市场上号称富含维生素或蛋白质的所谓健康食品和超级食品比比皆是，从羽衣甘蓝到姜黄、藜麦到奇异籽，不一而足；但如果祖辈们从未食用过这些林林总总的食物成分和食物，则它们很可能有害而不是有所裨益。藜麦原产于秘鲁安第斯山脉，对那些祖先曾以它作为主食的人来说，其安全性可能是不容置疑的；甚至对全世界绝大多数人来说，它也可能没什么不妥。但它有可能导致一小部分人，尤其是那些接触过自身免疫性疾病其他致病因素的人，出现过敏、不耐受，甚至自身免疫性疾病等情况。例如，藜麦可以促进小鼠的免疫反应，这可能是其引起人类自身免疫性疾病的潜在证据，[8]而且已有研究证明它使美国和法国的多位病人出现严重的过敏反应。[9]因此，假如过去300年来你所有的祖先都生活在德国，那么最好避免像藜麦和姜黄（姜黄素）一类的"健康食品"，因为这在历史上不属于德国饮食的主要成分。

自身免疫性疾病的治疗

上述预防自身免疫性疾病的指南也应贯穿于该疾病患者的治疗过程。本节将重点关注FMD在多发性硬化症和类风湿性关节炎治疗中的应用，我的团队以及其他研究人员在小鼠和人类临床试验中都开展过类似的自身免疫性疾病研究。

迄今为止，我们已在小鼠身上针对另外两种主要的自身免疫性疾病测试了FMD。在这两种情况下，其效果都出奇的好，表明FMD有可能降低很多自身免疫性疾病的严重程度。请注意这些干预措施仍处于临床或实验室探索性研究阶段；在大规模临床试验完成之前，我们无法确定它们是否对人类有效，也无法排除少数患者出现严重副作用的可能性。

多发性硬化症

多发性硬化症（MS）是一种自身免疫紊乱症，病因在于免疫细胞（T细胞）攻击中枢神经系统神经纤维周围的绝缘鞘。其临床表现为一或多个肢体无力、单侧视力局部或完全失明、全身疼痛等。患者通常会出现症状反复，这些症状可能是短暂的，但具有周期性。

在一些患者中，相关症状会恶化。我们涉及FMD和自身免疫性疾病关系的研究始于断食引起小鼠血液白细胞的数量急剧减少、在它们恢复正常饮食后又恢复到正常水平这一发现（见图11-1）。[10]

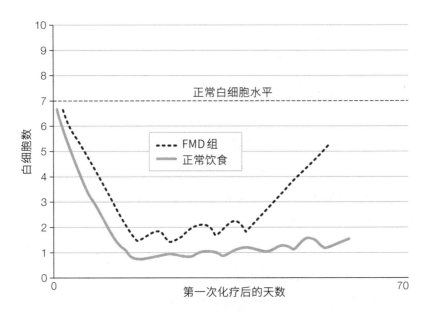

图11-1　周期性FMD使化疗后免疫细胞再生

在同一项研究中，我们发现长期造血干细胞在断食期间被激活和扩充。血液中的这类干细胞能够产生构成免疫系统的各种细胞。基于这一发现，我们提出了两个研究问题：

1. 断食是否优先杀死功能失调细胞，包括自身免疫性细胞。

2. 当动物或人类完成断食恢复正常饮食后，干细胞是否只产生健康的免疫细胞或者新细胞也会变成具有自身免疫性。

在我们的研究结果发表后，我开始收到一些人的电子邮件，他们在阅读了关于我们研究的媒体报道后，尝试通过断食来对抗自身免疫紊乱。其中几位告诉我，4 ~ 5天的FMD帮助他们减轻甚至治愈了自身免疫性疾病。

我们在小鼠身上进行的第一组实验结果令人欣慰。我们假设，要用好的细胞取代自身免疫细胞，首先就必须消灭那些损坏的细胞。这确实有效。经过几个周期的FMD后，不仅所有小鼠多发性硬化的严重程度得到缓解；而且部分已患病的小鼠所有症状都消除了。每一周期的FMD都能杀死部分自身免疫细胞，而3个周期后，20%小鼠的疾病症状消除。轻断食还有另一个显著效果：它促进了小鼠脊髓中受损髓磷脂的再生。

可见，周期性FMD借助以下几种途径实现了部分小鼠自身免疫功能的逆转：①杀死损坏的免疫细胞；②产生新的、健康的免疫细胞；③启动可使受损神经再生的祖细胞（类似于干细胞的细胞）。这就是我称之为"内在再生"的一个例子。FMD可以杀死很多细胞，其功效尤其体现在杀死已丧失分辨自身细胞和入侵者（如细菌和病毒）能力的衰老和受损免疫细胞上。断食在增强干细胞的同时也能减少免疫细胞。重新进食后，干细胞会产生新的健康免疫细胞（见图11-2）。

对小鼠来说，FMD还能有更多功效：就如它能检测到切伤后皮肤的损伤一样，它似乎也促使身体检测到脊髓的损伤，然后启动干细胞和祖细胞来修复损伤。那么，FMD真的能治愈人类的多发性硬化症吗？

正是为了明确这一点，我们与其他研究人员合作，针对多发性硬化症（复发缓解型）患者进行了随机临床试验。[11]研究人员要求

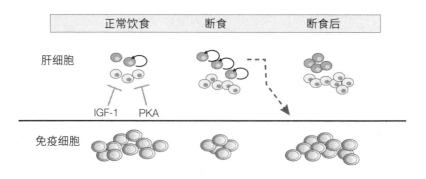

图 11-2　内在再生

20名MS患者先接受为期7天的单周期FMD治疗，接下来6个月采用地中海式饮食。选择地中海饮食而不是长寿饮食是由我们在柏林查理特大学医学院的临床合作者决定的。在未来的MS研究中，我们期望将周期性FMD与日常长寿饮食相结合。对照组为20名继续采用正常饮食的MS患者。

FMD始于断食的前一天摄入800卡路里的水果、大米和/或土豆。之后是7天的断食，其间患者每天摄入200～350卡路里的蔬菜肉汤或蔬菜汁，外加每天补充3次亚麻籽油（ω-3）。患者被建议每天饮用2～3升不加糖的液体（水和草本茶）。为期7天的FMD后，接下来3天，重新逐步引入固体食物。之后的6个月时间，患者们遵循以植物性食物为主的地中海式饮食（详见第四章）。另外的20名MS患者被安排进行6个月的"生酮饮食"（很高的脂肪、正常的蛋白质和低碳水化合物）；此前有研究指出，生酮饮食促进了多发性硬化症患者的疗效。

研究结束后，接受了单周期FMD的患者汇报说，在生活质量、身体健康和心理健康方面有显著改善。与多发性硬化症无关的副作用在常规饮食患者和FMD组很相似，两组都各有大约20%的患者反馈出现副作用，最常见的是呼吸道感染和尿路感染，但没有肝或其他损害的迹象。FMD组中，90%的患者能够完成试验。6个月研究期间，对照组中观察到4例复发，FMD组有3例复发。

总的来说，该项研究表明：FMD对MS患者是安全且有潜在疗效的，尽管要证实这些结果还有待更多、更大型的研究。但请注意，小鼠接受了多个周期的FMD，而人类受试者只进行了一个为期7天的轻断食，这就提出了一旦在人类MS患者中进行多个周期轻断食测试，接着进行长寿饮食后，疗效得以进一步提升的可能性问题。现阶段，我们正准备对数百名MS患者进行几项更大规模且多个周期的FMD临床试验。

克罗恩病与结肠炎

在我们关于断食和免疫的研究成果发表后，伦敦《泰晤士报》的记者兼自身免疫性疾病患者珍妮·罗素写了好几篇相关文章。下面附上其中一篇。当时，要向记者透露我们在多发性硬化症和其他自身免疫紊乱方面的研究还为时过早，但我们已确信研究结果是充满希望的。

药物疗法失败后，断食改变了我

珍妮·罗素

伦敦《泰晤士报》| 2015年4月22日

在过去的10个月里，我的生活发生了天翻地覆的变化。我并没有完成写本书、搬家、生孩子、找到信仰，或者换一份工作这样的大事。我想说的是，我已从过去那个因为患有不治之症，仅靠4种药物维系生命，从而精疲力竭的患者摇身变成了现在这样一个健康而充满活力的人。让我的人生从此截然不同的是一种简单、免费，却没有受到英国国民保健服务体系应有重视的疗法，那就是断食。

之所以尝试断食，是因为当时的我已走投无路。20年前，我患上了严重的自身免疫性疾病，这种病常常让我每天一睡就是12个小时，有时我不得不一连好几个月卧病在床。5年前的癌症化疗使这种状况进一步恶化。之后有人告诉我：除非靠免疫抑制药物，否则我活不下去。但我刚一尝试这种药，就被紧急送往医院，并在医院打了好几天点滴。

也正是这个时候，我偶然了解到南加利福尼亚大学的研究。一位研究断食对小鼠影响长达20年的著名生物老年病学家瓦尔特·隆戈发现，如果让老鼠挨饿3天，它们的免疫系统就会开始再生。饥饿迫使骨髓产生干细胞，从而用正常的免疫反应取代有缺陷的免疫反应。持续了6个月的间歇性断食使这种情况得到稳定改善。隆戈认为，这种疗法对那些患有自身免疫性疾病或免疫系统随年龄增长而退化的人来说可能具有显著效果。当然，他也不忘提醒人们，在人体试验完成之前，这些还有待证实。

当时，除了糟糕的脾气和可怜的体重，我已一无所有，所以对于尝试断食我没什么好顾虑的。我的第一次断食始于一个暴风雨的天气、一次海上乘船的行程中。这似乎不算太难，因为当时的我反正没什么胃口，而且除了躺在铺位上看书，我什么也不用做。不过，除了热水、冷水、汽水，就是红茶、绿茶、薄荷茶，再没有别的想头，难免无聊透顶。我饿得要命，有时还会头晕，但这种感觉还顶得住。我坚持到两天半时，以为不会有什么结果。但第4天醒来后，我已经觉得比最近几年任何时候都好。

在那以后，我又断食了3次，最近一次断食4天。这一点儿都不好玩。因为在此期间，我既无法工作，也不能为别人做饭。每当你愤怒的身体发出抗议时，你需要发泄的渠道；当你沮丧地想起不能吃饭时，你也需要有些寄托让你分心，比如书籍、电影、伴侣和朋友的陪同。

我之所以坚持了下来，是因为结果太出人意料。现在，我已停止了所有的药物，自从生病以来，我的精力和时间第一次不需要如此精打细算、掰着花。虽然不知道这种状况能否持续下去，但我已成为一个温和平静的"福音信徒"。正如一位医生最近所说的，断食简直就是被西医所淡忘的灵丹妙药。

最近几年，糖尿病研究人员发现：持续8周每天摄入600卡路里的食物可治愈糖尿病。隆戈本人在早期的研究中表明：在治疗癌症上，断食可以和化疗相媲美。将两种方法结合起来，即在化疗前后实施断食可使化疗的效果提高40%，同时最大限度地减少副作用。毕竟要同时对付中毒和挨饿，癌细胞很容易顾此失彼；而正常细胞却会得到保护，因为断食关闭了毒素入侵的通道。由于五分之一与癌症有关的死亡是化疗引起的后果，所以这可能是一个重大突破。

目前我们已经针对克罗恩病进行了小鼠研究。虽然结果还没有发表，但我很确信那将会是令人兴奋的。患有克罗恩病、结肠炎或其他胃肠道炎症的患者应咨询医生如何使用FMD来辅助常规治疗和护理。在征得神经科医生同意的情况下，建议每两个月进行一次此前我们关于多发性硬化症论文中的FMD方案，[12]然后看相关症状是否有所减轻，或者可以明确该饮食对病情没有帮助。这最好作为临床试验的一部分进行。

类风湿性关节炎

　　类风湿性关节炎，即RA，是一种慢性自身免疫性炎症疾病，可导致多处关节被破坏，患者占全世界总人口的1%和60岁以上人口的2%。现有研究已证明：持续1～3周的断食或低热量饮食可以有效治疗类风湿性关节炎。典型的RA炎症和疼痛在开始断食后的几天内就能有所缓解，[13]但随着患者恢复正常饮食，症状也会恢复。而如果断食后继续采用素食，就能维持部分疗效。[14]这种组合疗法已使其中的有益效果得以持续数年，[15]而且它的有效性已被四项研究分别证实，包括两项随机临床试验。[16]对很多经得起长期断食考验并且情愿永久改变饮食习惯的患者来说，周而复始的断食不仅有可能增强现有的医疗手段的疗效，而且还可能取而代之。[17]

　　在治疗类风湿性关节炎的过程中，尚有待试验的是，每1～3个月进行多个/定期的周期性FMD，而不是仅进行单个周期的FMD后就对饮食做出重大调整。结合FMD可降低绝大多数试验初期的高炎症患者全身炎症的临床试验结果，我们对多发性硬化症、克罗恩氏病和其他几种自身免疫性疾病的研究表明，治疗RA的最佳方法是每隔1～3个月进行一次为期5天的FMD治疗（详见第六章）。在FMD周期之间，我推荐第四章描述的长寿饮食。我们有证据表明：即使不再转成地中海饮食或长寿饮食，仅仅靠每月一次FMD，对类风湿性关节炎患者也有好处。虽然我并不建议，但对那些不能够永久性地改变饮食习惯的人来说，每月5天的FMD也许是个不错的选择。值得注意的是，FMD的优势在于可以提供相对较高的卡路里，允许病人不用就诊，仅在医疗监督下就能实施。考虑到在我们的多发硬化症初步试验中，为期一周的FMD对于改善患者的生活质量是安全并潜在有效的，结合过去对RA的研究，为期7天的FMD有效性可能优于较短周期的FMD。通过今后的研究，我们将进一步了解FMD对各种自身免疫性疾病的疗效，以及治疗这些疾病最佳的饮食周期和频率。

自身免疫性疾病防治总结

预　防

1. 遵循长寿饮食以确保你的体重和腹围在正常范围。

2. 避免高盐饮食。

3. 食用祖辈常吃的食物，避免摄入他们不吃的食物。

治　疗

1. 根据上文"预防"的部分对饮食做相应的调整。

2. 可能的话，在医生的同意和密切监督下，将长寿饮食与每月5天的FMD作为临床试验的一部分，交替使用；或者，如上文所述，每两个月进行一次为期7天的FMD。

第十二章 | **如何永葆年轻**
How to Stay Young

　　我的建议在优化健康寿命的同时也可能产生副作用，出于这一顾虑，我将本书的撰写推迟到多年以后的现在。在诉诸书稿之前，我需要确定营养物质与细胞、老鼠和人类的基因以及分子存在怎样的联系，并了解身体是否以及如何自我修复和恢复活力。我必须通过亲身测试和随机临床试验对自己的理论进行检验。我还跟踪调查了数千名癌症、糖尿病、多发性硬化症以及其他疾病的患者，要么是作为临床试验的一部分，要么是直接与他们或他们的医生合作。我对特定基因突变的人群（如厄瓜多尔的拉隆社区）以及食用特定饮食的人群（如卡拉布里亚和冲绳的百岁老人）进行了平行研究。最后，我对大量美国人进行了流行病学研究以了解食用某些食物和疾病之间的联系。

　　我由衷地感激我在洛杉矶和米兰实验室里那些了不起的学生和科研人员，他们多年以来的全力以赴使我得以测试和证明我的假设。我也要感谢来自世界各地和多个不同研究领域的合作者。在我研究衰老的30年里，始终有个愿望在激励我前进，那就是发现控制衰老和健康寿命的基因和分子机制，最终帮助那些已经穷尽所有治疗手段的人。不久前，我去看望了一位著名记者。由于是癌症晚期，他的肿瘤医生耸了耸肩，打发他回家了。

"我们已经无能为力。"他们告诉他。

虽然我明白他的医生为什么不愿意再试试我的想法，毕竟我见到他时，他已经瘦得不像样了，但其实我相信：无论如何我们总还是能做一些事情的。很遗憾，我们的医疗体系并非总是允许这样做。可悲的是，我最终没能介入他的治疗，而他已经去世了。我无从得知如果法航的那位飞行员、洛杉矶的那位法官或者《泰晤士报》的那位记者没有尝试轻断食的话，结果会是什么，但我猜想他们的状态会不如采用断食。与此同时，要有一个官方和稳妥的程序来确定该采用何种医疗干预措施（大型随机试验、食品和药物管理局批准等），这与尝试新的、创造性的干预措施同等重要，是不容掉以轻心的。因此，当不具备可行的方案时，采用折中治疗就体现出重要性，它既尊重官方手段，又慎重考虑了基于充分科学和安全数据的综合疗法。

有了五大长寿支柱的证据，我对FMD和其他营养及综合疗法充满信心，认为它们将继续帮助人们通过作用于身体的再生和自我恢复能力，保持以及/或变得更健康。我也希望我们的长寿研究以及同事们的其他研究能够被那些有条件采用新的、经过验证的、低成本综合治疗方案的医生和营养师尽快付诸实施。

我最喜欢的一本小说是路伊吉·皮兰德娄的《一个人、无人和十万人》。这本书的假设既简单又令人叹服：如果没有人认识你，在某种程度上你是不存在的；但如果有10万人认识你，那么你在人们的脑海中就有10万个版本。我们的工作也一样。如果我们的发现对任何人都起不了作用，那么从某种角度而言，我们根本没有任何发现；而如果我们的发现能帮助成千上万的人活得更长久、更健康，那么这些发现就在因此还活着或活得更健康的人身上获得了生命力。

所以我希望本书在世界其他国家也能像在意大利一样畅销，这不仅因为我希望它能帮助许许多多的人健健康康活到高龄，也因为我将100%捐赠本书销售的稿酬用于资助我们接下来的多学科研究。

下面我将对我们研究中最重要的发现和推论做简要的总结。

长寿饮食

1. **饮食以素食为主，吃一些鱼：** 努力采用100%植物性食物和鱼类为主的饮食，将鱼的摄入量限制为每周两三餐，避免食用含汞量高的鱼。在65 ~ 70岁后，如果你的肌肉、力量和体重开始减少，则应多吃鱼和水果，同时增加一些动物性食物，比如鸡蛋、奶酪，以及用绵羊或山羊奶制成的酸奶。

2. **摄入少量但充分的蛋白质：** 每千克体重每天大约食用0.69 ~ 0.8克的蛋白质。如果你的体重是45千克，就意味着每天需摄入大约31 ~ 36克的蛋白质，其中30克应在一餐中摄入，以最大限度地促进肌肉合成；如果你体重为90千克、体脂率为35%，考虑到瘦体质利用了大部分蛋白质，那么每天摄入60克蛋白质就够了。在65 ~ 70岁后，体重和肌肉减轻的人蛋白质摄入量应略有增加。

3. **尽量减少摄入坏脂肪和糖，增加好脂肪和复合碳水化合物：** 饮食中应富含"好的"不饱和脂肪，包括鲑鱼、杏仁和核桃中的脂肪;同时尽量减少"坏的"饱和脂肪、氢化脂肪和反式脂肪。同样地，饮食应富含复合碳水化合物，如来自全麦面包和蔬菜的碳水化合物;但应减少糖分，并限制面食、大米、白面包、果汁和含有碳水化合物的水果的摄入量，因为这些碳水化合物很容易转化为单糖。最后，饮食中应少些动物蛋白、多些植物蛋白，以尽可能降低动物蛋白对疾病的负面影响，并最大限度发挥植物蛋白的营养作用。

4. **保证充足的营养：**身体需要蛋白质、必需脂肪酸（ω-3和ω-6）、矿物质、维生素和足够的糖才能禁得起细胞内外的抗争。为确保获得充足的营养，每3天需服用一片复合维生素和一片矿物质片，再加一颗有良好信誉的生产商出品的ω-3鱼油软胶囊。

5. **食用祖辈餐桌上的食物：**食用种类齐全的食物来摄取所需的营养素，但以选择那些包含在长寿饮食中而且是你父母、祖父母和曾祖父母餐桌上常见的食物为宜。

6. **实行两餐加零食进餐制：**除非你的腰围和体重在正常范围内或低于正常值，否则最好是每天吃早餐和一顿午餐或晚餐，再吃一顿低热量、低糖且营养充足的零食。如果你的体重或肌肉质量太低，那就每天吃三顿饭，再加上零食。

7. **限时进食：**每天的进食时间控制在11 ~ 12小时以内或更短。例如，如果你是早上8点后吃早餐，那就应在晚上8点前吃完晚饭。现已证明：较短的进食时段（10小时或更短）在促进健康方面效果更好，但执行起来要难得多，而且可能增加副作用的风险，如形成胆结石。

8. **长期坚持周期性FMD：**70岁以下体质不虚弱、没有营养不良或患有某种疾病的人应采用为期5天相对高热量的周期性FMD（见第六章）。轻断食可能也适合年龄更大的人群，但仅在确有需要且在医生推荐的情况下才可以考虑。

9. 执行步骤 1 ~ 8，让男性腰围小于 90 厘米、女性腰围小于 75 厘米。这两个数据比之前引用的男性理想腰围 84 厘米和女性理想腰围 69 厘米要大，但在降低疾病风险和避免营养不良方面仍然很有效，而且更实际。

长寿运动

每天快走一小时；即使你得爬很高的楼层，也应选择走楼梯而不是乘电梯；周末时即使要到很远的地方去，也应尽量步行，但要避开污染地段；每周进行 2.5 小时的适度锻炼，其中一部分可在剧烈运动范围内；进行力量训练或自由负重运动，以加强肌肉力量（重量训练后摄入 30 克蛋白质）。

长寿的心态

本书很少涉及心态方面的内容，因为这不是我所擅长的领域，但我发现关于心态如何帮助我们活得更久、更健康的研究少之又少而且缺乏定论。虽然有很多学者从社会角度研究长寿，但要找到系统地将基础学科、临床学、流行病学以及百岁老人研究统一起来以支持某一特定社会行为对健康长寿起着重要作用的研究并不容易。由于缺乏有力的科学数据，我只能推测，与家人和朋友保持密切联系、加入宗教或精神组织、志愿帮助他人对于一个人活得长久而健康都很重要。然而，我也同样看到很多形单影只的人过着健康长寿的生活，这或许是因为他们能专注于简单的快乐，以及他们具备从微不足道的小事中找到快乐的本能，并能凭借这种能力获得力量。

这些小事可能是吃了某些食物、在公园里散个步、和当地杂货店的收银员聊聊天等。我的父亲今年91岁，最近因为疑似肿瘤切除了部分胃，因此与我母亲分开，独自生活。他恢复很困难，几个星期以来体重一直在下降。于是，他开始吃巧克力和其他一些年轻时喜欢吃但已经很多年没有好好享受的美食，而且恢复了每天的锻炼计划。结果，他不仅恢复了减掉的体重，而且当我们交谈时，他的声音洋溢着快乐，并对每一天都充满期待。按我父亲的情况，健康地活到110岁，与其说是社交联络和伟大友谊的影响，不如说是被长久禁止的巧克力和一些小事的功劳。对于看着我父亲长大的萨尔瓦托雷·卡鲁索来说，那是一种竞争、不服输的心理在起作用：他想成为世界上最长寿的人。当我告诉他西西里岛有个人比他还年长时，他说："我得打败他。"最终，他做到了。

萨尔瓦托雷，希望有一天我也能打败你。老朋友，我们将在另一个世界重逢，我希望从现在开始还有很漫长的一段岁月。

长寿饮食的两周膳食计划*

Appendix A: Longevity Diet Two-Week Meal Plan

以下是基于第四章所描述的"长寿饮食"理论而编制的两周膳食计划。这些食谱包含的食物成分类型和组合最有利于你的健康。在保持营养素组成相当的前提下，你可以随意用等量的食物成分替换。例如，当一份食谱需要意大利面时，可用全麦面、大麦、法老小麦、粗粒小麦粉、玉米粥、面粉或马铃薯做的面疙瘩或野生大米来代替，分量控制在建议的40克以内。制订这一饮食计划是为了在不干扰其他促进长寿食物成分的前提下，最大限度满足机体所需的维生素和矿物质水平。尽可能多地添加维生素、矿物质和其他微量营养素表中列出的食物成分（见附录二），因为这些都是西方饮食中通常欠缺的维生素和矿物质的优良来源，比如维生素 B_{12}、维生素 D、叶酸、维生素 A、维生素 C、维生素 E、钙、铁、镁和 ω - 脂

---

*本部分内容是与营养学家诺米·伦泽蒂和营养师马希德·谢列奇、苏珊·基姆合作编写的。

肪酸（鱼油或其他来源）。为防止缺乏这些营养素，建议每三天服用一片全效复合维生素和矿物质，外加一粒 ω-3 鱼油软胶囊。这种饮食对 20 ~ 65 岁正常体重的人再合适不过。过了 65 岁，应提高热量和蛋白质的摄入量，以防止不必要的体重和肌肉减少。

以下饮食包括三餐（早餐、午餐和晚餐）和一份点心，每天提供约 1700 ~ 1800 卡路里能量。这是一位正常身高（163 厘米）、体重（56.7 千克）、BMI（21.5）、年龄在 31 ~ 50 岁的久坐少动女性或年龄在 51 岁以上中等活跃程度女性的平均卡路里需求量。正常身高（173 厘米）、体重（68.9 千克）和 BMI（22.5）的男性应将这些食谱中的每种成分增加约 20%。应根据维持或达到正常体重的需要（BMI 和腹围，详见第四章）调整分量。那些体重容易减轻并低于正常范围的人可以增加每种菜肴的分量，而那些倾向于增重的人可以减少各种菜肴的分量或在减少分量的同时将午餐和晚餐合并。这种饮食所提供的热量大约 55% ~ 60% 来自碳水化合物，其中大部分以理想复合碳水化合物的形式存在于蔬菜和谷物中，此外，也存在于意大利面和面包中。虽然水果和其他食物中都含糖，但几乎所有成分都没有额外添加糖。这种饮食所提供的热量大约 30% ~ 35% 来自脂肪，其中绝大多数为"健康"不饱和脂肪；还有 10% ~ 11% 的热量来自蛋白质，其中绝大部分来自植物性食物或鱼类。

午餐和晚餐分别为一次低热量、低蛋白质的膳食和一次提供所有必需营养素的高热量、高蛋白的膳食。高热量、高蛋白的一餐至少含有 30 克蛋白质以优化肌肉的生长（详见第五章）。虽然低蛋白餐被列为午餐，但它们可以与晚餐调换。不过我建议固定下来，即所有午餐或所有晚餐一直食用低蛋白食物。每天所有餐食都应在 12 小时内食用，最后一餐至少应在上床 3 ~ 4 个小时之前食用完毕。

重要提醒

　　请记住你消耗的卡路里需要根据你的基本代谢率（BMR）和每天的体力活动水平（PAL）来调整。为计算你每日理想的蛋白质摄入量，将你的体重（千克）乘以0.8（美国农业部，2016年；意大利国家统计中心，2015年；世界卫生组织，2015年）。要想保持理想的体重和最健康的状态，维持每天卡路里摄入量和身体活动卡路里消耗量之间的平衡必不可少。每天摄入超过身体所需150卡路里的热量，12个月内就会额外增加4.5千克的体重。请注意，以下饮食中列出的任何食物成分的能量含量和营养价值可能因你选择的种类和品牌而有所不同。

参考文献（食谱）

"Balance Food and Activity." Bethesda, MD: National Institutes of Health, 2016. Available from http://www.nhlbi.nih.gov/health/educational/wecan/healthyweightbasics/balance.htm.

Country statistics: Italy. Geneva: World Health Organization, 2016. Available from http://www.who.int/countries/ita/en.

Food and Nutrition Information Center. "Interactive DRI [Dietary Reference Intakes] for Professionals." Washington, DC: United States Department of Agriculture, 2016. Available from http://fnic.nal.usda.gov/fnic/interactiveDRI/index.php.

Guideline: Sugars Intake for Adults and Children. Geneva: World Health Organization, 2015. Availablefrom http://apps.who.int/iris/bitstream/10665/149782/1/9789241549028 eng.pdf?ua=1.

Italia in cifre（Italy in figures）. Rome: Istituto Nazionale di Statistica，

　　2015: Available from http://www.istat.it/it/files/2015/08/

　　ItaliaInCifre2015It.pdf.

第一周 *

第一天

早　餐

· 咖啡，浓咖啡或美式咖啡；大麦茶（不含咖啡因）为可接受的替代品。

· 杏仁、榛子或不加糖、添加钙和维生素B_{12}、B_2和D的椰奶（240 mL，1玻璃杯）。

· 全麦佛卡夏面包和特级初榨橄榄油（60g）。

· 蓝莓果酱，不加糖（20g，1汤匙）。

午　餐

· 松子仁和葡萄干拌菠菜。

　· 菠菜（150 g）

　· 松子仁（9 g，1汤匙）

---

* 这些食物的量是按女性的平均体重、平均身高、BMI为21.5计算的。体重和身高正常男性的食物的量可能需要增加约20%。食物的量应基于你达到并保持正常体重和体重指数的能力以及减肥或增重的愿望。我建议你们每天测量体重和腹围（见第四章）直到达到理想的体重并稳定下来。

·葡萄干（9 g，1汤匙）

·橄榄油（12 mL，1汤匙）

·食盐调味*

·斯佩耳特小麦饼干（40 g）

先将菠菜放在沸水里煮熟，然后沥干水，将煮熟的菠菜与松子仁和葡萄干混合。在平底锅中加热几分钟，加点儿水以避免过干。关火，加入油搅拌，将其加盖静置2 ~ 3分钟。配合饼干食用。

小　吃

· 不加糖的椰奶（240 mL，1玻璃杯）。

· 坚果和天然谷物黑巧克力；所选巧克力品牌应含有150卡路里热量、低糖（糖含量小于8g）、黑巧克力含量不低于70%、无牛奶。

晚　餐

·西蓝花黑豆通心粉。

　·黑豆，煮熟（150 g沥干水、湿的黑豆**）

　·西蓝花，煮熟（200 g）

　·全麦通心粉（40 g）

　·橄榄油（25 mL，2汤匙）

　·大蒜（1瓣），切成薄片

　·辣椒

---

* 美国居民膳食指南建议每天钠的摄入量不超过 2.3 g。

** 所有食谱，尽可能用新鲜时令蔬菜，干豆（大豆、扁豆和豌豆）用水浸泡过夜。

· 盐和胡椒调味

· 帕尔马干酪（5 g，1 汤匙）

　　烧一大壶开水，加入盐、黑豆、西蓝花和意大利面；煮到面食熟为止；沥干水，加入橄榄油、大蒜、辣椒和帕尔马干酪。

· 建议的甜点*：核桃（25 g）和未加糖的蔓越莓干（20 g），或其他未加糖的水果干。

· 服用一片全效复合维生素和矿物质片剂以及一粒 ω-3 油软胶囊。

第一周

第二天

早 餐

· 鲜榨柠檬泡茶（两包袋泡茶：一杯绿茶和一杯红茶）。

· 谷类食品（60 g）加杏仁奶（240 mL）。

午 餐

· 野生大米煮的米饭，蒜蓉西红柿煮四季豆。

　· 野生大米（40 g）

　· 四季豆（150 g）

　· 新鲜西红柿（150 g）

---

* 糖自然存在于新鲜水果和干制水果中。在以下的每日膳食计划中，限制添加糖（使咖啡或茶变甜）以及果汁、蜂蜜和糖浆中自然存在的糖。每天应少于 8 ~ 10g(2 茶匙)。

- 大蒜（2 瓣）
- 盐（根据口味添加，尽量少加）
- 橄榄油（12 mL，1 汤匙）
- 柠檬
- 新鲜罗勒
- 辣椒

　　把野生大米煮熟。在另一个锅里，用水没过四季豆，加入西红柿、大蒜和盐。当豆子变软后，加入油和罗勒，静置 2 ~ 3 分钟后盛到米饭上面。

- 配菜：绿叶蔬菜（如菊苣或甘蓝），煮熟后加橄榄油和柠檬调味（合计 200 g）。

小　吃

- 榛子牛奶，不加糖（1 杯，240 mL）。
- 坚果和天然谷物黑巧克力；所选巧克力品牌应含有 150 卡路里热量、低糖（糖含量小于 8 g）、黑巧克力含量不低于 70%、无牛奶。

晚　餐

- 鲑鱼片（野生捕获）配芦笋。
  - 鲑鱼片（150 g）
  - 芦笋（300 g）
  - 橄榄油（12 mL，1 汤匙）
  - 调味用柠檬汁
  - 盐和胡椒调味
  - 全麦面包（60 g）（放在主菜旁边供食用）

蒸或烤鲑鱼片和芦笋。淋上橄榄油，用柠檬、盐和胡椒调味。

· 配菜：拌有西红柿、胡萝卜、茴香和青椒的蔬菜沙拉，加意大利黑醋（合计200 g）。

· 建议甜点：榛子（25 g）和蔓越莓干（30 g）。

第一周

第三天

早 餐

· 咖啡或茶。

· 烤全麦面包（60 g）。

· 混合浆果果酱，不加糖（40 g，2茶匙）。

午 餐

· 斯佩耳特小麦，大蒜、橄榄和欧芹煮西葫芦。

　· 斯佩耳特小麦（40 g）

　· 西葫芦（300 g）

　· 大蒜（1瓣）

　· 切好的圣女果（100 g）

　· 橄榄（25 g）

　· 欧芹

　· 橄榄油（12 mL，1汤匙）

·盐

用盐水把斯佩耳特小麦煮熟；沥干水放在一边；在另外一个平底锅里用大蒜、圣女果和橄榄煮西葫芦；当西葫芦变软时，沥干水分，加入欧芹、米饭和橄榄油搅拌。静置2～3分钟即可食用。

·配菜：绿叶蔬菜（如唐莴苣），煮熟后加油和柠檬调味（合计200 g）。

小 吃

·鹰嘴豆面包加生鲜蔬菜（如胡萝卜和/或芹菜）；或新鲜的混合浆果思慕雪（150 g）和榛子牛奶（125 mL）。

·鹰嘴豆粉（240 g）

·水（240 mL）

·橄榄油（2汤匙，可选）

·一小撮盐和胡椒

制作这种无谷蛋白面包（意大利利古里亚的一种典型配方）的方法，将鹰嘴豆粉放入碗中，加入水和油；搅拌至均匀；在金属饼锅里倒入面糊，烤箱预热180℃，放入面糊，直到边缘开始变黄（约15分钟）。另一种做法，把这种法里纳塔面饼放在平底锅里用中火煎熟，撒上盐和胡椒。

晚 餐

·鹰嘴豆蔬菜通心粉汤。

·什锦蔬菜（250 g）

·鹰嘴豆（150 g湿重）

·意大利面（40 g）

・橄榄油（25 mL，2汤匙）

・盐和胡椒（尽量少放盐）

・帕尔马干酪（5 g，1汤匙）

　　把一大壶水烧开；加入盐、什锦蔬菜和浸泡过的鹰嘴豆；当蔬菜变软时，加入意大利面；把意大利面煮熟后，沥出一些汤汁并加入橄榄油；出锅时撒上帕尔马干酪。

・配菜：拌有西红柿、胡萝卜、茴香和青椒的蔬菜沙拉，配以橄榄油和柠檬调味。

・建议甜点：新鲜樱桃（100 g）或樱桃果干（20 g）和杏仁（25 g）。

第一周

第四天

早　餐

・咖啡或茶（加半个柠檬压榨汁）。

・肉桂葡萄干百吉饼或两片吐司（80 g）。

・杏梅酱，不加糖（20 g，1汤匙）。

午　餐

・橄榄坚果大麦沙拉。

　・大麦（40 g）

　・西红柿（150 g）

　・生蘑菇（75 g）

- 鲜辣椒（150 g）
- 鲜玉米（20 g）
- 腌制蔬菜：洋蓟、黄瓜、葱（150 g）
- 山核桃（9 g）
- 橄榄（12 g，1 汤匙）
- 橄榄油（12 mL，1 汤匙）
- 盐和胡椒调味
- 其他香草（可选）

　　按照包装说明将大麦放在盐水中煮熟；把西红柿、蘑菇、辣椒和玉米切块放入沙拉碗；加入腌制蔬菜、山核桃和橄榄；水中加入盐、胡椒或其他香草调味。当大麦煮熟后，稍微冷却一下，加入之前备好的沙拉混合物；加入橄榄油；趁温热食用，或在冰箱里冷藏作为一道新鲜的消暑菜肴食用。

小　吃

- 不加糖的椰奶（1 杯，240 mL）。
- 坚果和天然谷物黑巧克力；所选巧克力品牌应含有150卡路里热量、低糖（糖含量小于8 g）、黑巧克力含量不低于70%、无牛奶。

晚　餐

- 意大利面和扁豆汤。
  - 扁豆（150 g浸泡后沥干水分）
  - 马铃薯（1个，中等大小）
  - 胡萝卜（1个，中等大小）
  - 西红柿（1个，中等大小）

- 大蒜（2瓣，切成两半）
- 迷迭香（视需要而定）
- 意大利面（40 g）
- 橄榄油（25 mL，2汤匙）

　　将浸泡过的扁豆放入一大锅盐水中，与马铃薯、胡萝卜、西红柿、大蒜和迷迭香一起煮沸；当扁豆变软时，加入意大利面；意大利面煮熟后，搅拌，让水分蒸发至汤汁所需的黏稠度；关火，加入橄榄油。

- 建议甜点：菠萝（100 g）或蓝莓干（20 g）和核桃（25 g）。
- 服用一片全效复合维生素和矿物质片剂以及一粒ω-3鱼油软胶囊。

第一周

第五天

早　餐

- 咖啡，浓咖啡或美式咖啡。
- 钢切燕麦（90 g）。
  - 钢切燕麦（90 g）
  - 杏仁奶（1杯，240 mL）
  - 蜂蜜（10 g，2茶匙）
  - 新鲜水果（例如1根中等大小的香蕉和1个猕猴桃）

　　把燕麦放在水里煮30分钟；冷却后加入蜂蜜和新鲜水果。

午　餐

- 莴苣、橄榄、西红柿和罗勒。

  - 莴苣（150 g）

  - 松子（9 g，1汤匙）

  - 橄榄油（12 mL，1汤匙）

  - 晒干的西红柿（150 g）

  - 罗勒叶（5片）

  - 烤黑面包（40 g）（放在主菜旁边供食用）

    把莴苣煮沸；然后沥干水分并稍微冷却；加入橄榄油、晒干的西红柿、橄榄和罗勒。

- 配菜：新鲜胡萝卜（150g），生胡萝卜（用油、盐和柠檬调味）或在水中煮熟（用油、盐和胡椒调味）。

小　吃

- 榛子牛奶，不加糖（1杯，240 mL）。

- 坚果和天然谷物黑巧克力；所选巧克力品牌应含有150卡路里热量、低糖（糖含量小于8 g）、黑巧克力含量不低于70%、无牛奶。

晚　餐

- 章鱼马铃薯。

  - 鲜章鱼或冰冻章鱼（60 g）

  - 土豆（1个，中等大小）

  - 圣女果（150 g）

  - 橄榄（20 g）

  - 橄榄油（25 mL，2汤匙）

- 欧芹
- 柠檬
- 盐
- 烤黑面包（40 g）

　　把章鱼和土豆分别放在平底锅里煮熟；沥干；章鱼切块，把煮熟的土豆捣碎放在碗里；加入圣女果、橄榄和油；配以柠檬、欧芹和盐调味。

- 配菜：拌有黄瓜、西红柿和胡萝卜的蔬菜沙拉，佐以意大利黑醋（合计200 g）。
- 建议甜点：蔓越莓鲜果（50 g）或蔓越莓果干（20 g）和杏仁（25 g）。

第一周

第六天

早　餐

- 咖啡或茶（加入半个柠檬压榨果汁）。
- 橄榄油全麦干佛卡夏面包（60 g）。
- 新鲜水果（1个苹果和草莓）。

午　餐

- 烤茄子配羊乳酪和西红柿。
  - 茄子（250 g）
  - 橄榄油（12 mL，1汤匙）

- 圣女果（150 g）
- 羊乳酪（20 g）
- 罗勒
- 盐和胡椒
- 黑麦饼干（40 g）

　　茄子切片烤；当切片变软后，将其与橄榄油、圣女果和羊乳酪一起放入烧热的平底锅中；用罗勒、盐和胡椒调味。盖上盖子，静置 2～3 分钟；与黑麦饼干一起食用。

小　吃

- 杏仁奶，不加糖（1 杯，240 mL）。
- 坚果和天然谷物黑巧克力；所选巧克力品牌应含有 150 卡路里热量、低糖（糖含量小于 8 g）、黑巧克力含量不低于 70%、无牛奶。

晚　餐

- 意大利面（莫洛奇奥食谱，详见第四章）。
  - 海军豆（150 g，浸泡后沥干）
  - 青豆（150 g）
  - 胡萝卜（2 个，中等大小），切片
  - 土豆（1 个，中等大小，切块）
  - 西葫芦（150 g），切片
  - 西红柿（1 个，较大）
  - 大蒜（2 瓣，切成两半）
  - 罗勒叶（5 片）
  - 意大利面（40 g）

- 橄榄油（25 mL，2汤匙）
- 盐
- 帕尔马干酪（5 g，1汤匙）

　　用一个大平底锅把水烧开；加入盐和浸泡过的海军豆；豆子变软后，加入切好的青豆和胡萝卜；混合煮沸30分钟，然后加入土豆再煮沸15分钟；接着加入西葫芦，煮5分钟；加入整个西红柿，煮至其变软，然后将西红柿打碎并从锅中取出西红柿皮，加入大蒜、罗勒和意大利面；当意大利面煮熟后，加入橄榄油、盐和胡椒；搅拌至混合均匀并热透。

- 配菜：拌有西红柿、胡萝卜、玉米和黄瓜的蔬菜沙拉，用油和柠檬调味。
- 建议甜点：榛子（25 g）和蓝莓干（20 g）。

第一周

第七天

早 餐

- 咖啡，浓咖啡或美式咖啡。
- 杏仁奶（1杯，240 mL）。
- 含水果、坚果谷物制品（60 g）。
- 新鲜水果（1个，中等分量）。

午 餐

· 配有大蒜、松仁和帕尔马干酪的球芽甘蓝。

  · 球芽甘蓝（250 g）

  · 大蒜（2 瓣，切片）

  · 松仁（9 g，1 茶匙）

  · 辣椒（可选）

  · 橄榄油（12 mL，1 汤匙）

  · 帕尔马干酪（5 g，1 汤匙）

  · 盐和胡椒

  · 深色全麦面包（40 g）（放在主菜旁边供食用）

    用盐水把球芽甘蓝煮熟；沥水，留少许蒸煮水；把球芽甘蓝和预留的水转移到加热的锅里；加入大蒜、松仁和辣椒，搅拌 2 ~ 3 分钟；让混合物静置一会儿，加入橄榄油；撒上帕尔马干酪，加盐和胡椒粉调味。

· 配菜：搭配红甜椒、西红柿、胡萝卜和蘑菇（共 200 g）的蔬菜沙拉，加醋调味。

小 吃

· 山羊奶酸奶（125 g）。

· 坚果和天然谷物黑巧克力；所选巧克力品牌应含有 150 卡路里热量、低糖（糖含量小于 8 g）、黑巧克力含量不低于 70%、无牛奶。

晚 餐

· 意大利细面配蛤蜊和贻贝。

  · 蛤蜊及贻贝（共 60 g）

- 大蒜（2 瓣）
- 西红柿，切碎
- 欧芹（根据口味）
- 烹调用白葡萄酒（40 mL）
- 意大利面（40 g）
- 橄榄油（25 mL，2 汤匙）
- 盐和胡椒

将蛤蜊和贻贝放入锅中，加水，大蒜、西红柿、欧芹和烹调用白葡萄酒，煮熟；在另一个锅里，用盐水煮意大利细面；把意大利面沥干水分，与煮熟的蛤蜊和贻贝一起放入锅中；趁锅还热时，倒入橄榄油；加入盐和胡椒调味，配以新鲜欧芹。

- 配菜：水煮绿叶蔬菜，用油、盐和胡椒调味。
- 建议甜点：大枣（20 g）和核桃（25 g）。
- 服用一片全效复合维生素和矿物质片剂以及一粒 ω-3 鱼油软胶囊。

第二周

第一天

早 餐

- 咖啡或茶（加入半个柠檬压榨果汁）。
- 燕麦加杏仁奶、巧克力、坚果和浆果。
  - 钢切燕麦（80 g）
  - 杏仁奶（1 杯，240 mL）

· 新鲜混合浆果（150 g）

把燕麦放入水中煮30分钟；将它从火上移开，加入黑巧克力、坚果和浆果。

午　餐

· 希腊沙拉配羊乳酪、橄榄、洋葱和甜椒。

· 什锦生菜（150 g）

· 羊乳酪（20 g）

· 青甜椒、红甜椒（200 g）

· 圣女果（150 g）

· 洋葱（可选）

· 橄榄（20 g）

· 橄榄油（12 mL，1汤匙）

· 盐

· 黑面包（40 g）（放在主菜旁边供食用）

小　吃

· 榛子牛奶，不加糖（1杯，240 mL）。

· 坚果和天然谷物黑巧克力；所选巧克力品牌应含有150卡路里热量、低糖（糖含量小于8 g）、黑巧克力含量不低于70%、无牛奶。

晚　餐

· 鹰嘴豆沙拉和蔬菜配鹰嘴豆面包。

· 鹰嘴豆（150 g），煮熟或罐装（沥干水分）

· 洋葱（1个，中等大小），切碎

- 橄榄油（25 mL，2汤匙）
- 用盐和胡椒调味
- 煮熟的菠菜（200 g）
- 柠檬汁
- 鹰嘴豆面包（60 g）（制作方法详见第228页）

　　用洋葱、橄榄油、盐和胡椒调味鹰嘴豆；把菠菜放在另一个锅里用盐水煮熟；将菠菜加入调味的鹰嘴豆中，分量视需要而定，加入更多的油和柠檬汁；搭配鹰嘴豆面包食用。
- 建议甜点：山核桃（25 g）和大枣（20 g）。

第二周

第二天

早　餐

- 咖啡或茶（加入半个柠檬压榨果汁）。
- 榛子牛奶，不加糖（1杯，240 mL）。
- 核桃面包（60 g）。
- 草莓酱，不加糖（20 g，1汤匙）。

午　餐

- 南瓜汤配油炸面包丁（可以用西蓝花汤代替）。
  - 扁圆南瓜或长条南瓜，去皮、去籽、切碎（300 g）
  - 橄榄油（12 mL，1汤匙）

- 红辣椒片（可选）
- 洋葱（可选）
- 欧芹
- 用盐和胡椒调味
- 油炸面包丁（40 g）
- 南瓜籽仁（9 g，1 茶匙）

　　将扁圆南瓜或长条南瓜放入盐水中炖煮；煮熟后，沥干水；加入油、红辣椒片、洋葱、欧芹、盐和胡椒调味；搅拌均匀；当汤达到理想的稠度时，用手持式搅拌机将其打成泥；放在一个碗里，在上面点缀油炸面包丁和南瓜籽仁。
- 配菜：蔬菜沙拉配黄瓜、胡萝卜、西红柿和黑面包（合计 40 g）。

小　吃

- 新鲜浆果思慕雪（150 g）和香蕉（1 个，中等大小）；或榛子牛奶（1 杯，240mL）、坚果和天然谷物黑巧克力；所选巧克力品牌应含有 150 卡路里热量、低糖（糖含量小于 8 g）、黑巧克力含量不低于 70%、无牛奶。

晚　餐

- 意大利面配金枪鱼、橄榄、酸豆和西红柿。
  - 意大利面，任何一种（40 g）
  - 金枪鱼（60 g）
  - 橄榄（20 g）
  - 西红柿（150 g）（切成小方块/小块）
  - 大蒜（可选）（切成两半）

- 橄榄油（25 mL，2汤匙）
- 欧芹
- 盐和胡椒

　　烧一大壶开水用来煮意大利面；将金枪鱼、橄榄、西红柿和大蒜放在另一个平底锅里，用少许水煮熟；准备好后加入沥干水分的意大利面；加入橄榄油搅拌，静置几分钟；加入欧芹、盐和胡椒调味。

- 配菜：洋蓟（150 g），煮熟后用油和柠檬调味，并配以棕色面包（40 g）。
- 建议甜点：榛子（25 g）和葡萄（100 g）或葡萄干（20 g）。

第二周

第三天

早　餐

- 咖啡或茶（加入半个柠檬压榨果汁）。
- 肉桂葡萄干百吉饼或两片吐司（80 g）。
- 李子酱，不加糖（20 g，1汤匙）。

午　餐

- 配西葫芦和豌豆的米饭。
  - 大米（40 g）
  - 西葫芦（250 g）

- 豌豆（100 g）
- 洋葱（1个，中等大小），切碎
- 橄榄油（12 mL，1汤匙）
- 欧芹
- 盐和胡椒
- 帕尔马干酪（5g，1汤匙）或香蒜沙司（1茶匙）

　　用盐水将大米煮熟；沥干水分放在一边；在另一个平底锅中，将西葫芦、豌豆和洋葱放入水中搅拌；沥干蔬菜，加入欧芹、盐和胡椒调味；加入米饭和橄榄油，静置2～3分钟；根据个人口味加入帕尔马干酪或香蒜沙司，就可以食用了。

小　吃

- 不加糖的椰奶（1杯，240 mL）。
- 坚果和天然谷物黑巧克力；所选巧克力品牌应含有150卡路里热量、低糖（糖含量小于8 g）、黑巧克力含量不低于70%、无牛奶。

晚　餐

- 洋葱、迷迭香和菊苣白豆沙拉。
  - 菊苣或其他绿叶蔬菜（180 g）
  - 大蒜（1瓣切成两半）
  - 圣女果（50 g）
  - 调味用碎辣椒片
  - 洋葱（1个，中等大小）
  - 意大利白豆（150 g，浸泡，沥干水分），煮熟
  - 橄榄油（25 mL，2汤匙）

- 盐和胡椒
- 迷迭香枝
- 全麦佛卡夏面包，配橄榄油（40 g）

用盐水把菊苣煮熟，沥干水；将叶子放入锅中，加入大蒜、圣女果、洋葱、碎辣椒片，并加入足够的水以防烧干；煮5分钟；在另一个碗里，用橄榄油、盐、胡椒和迷迭香枝给煮熟的白豆调味；把菊苣和意大利白豆混合物盛在一起，根据个人喜好趁热或者或却后食用。

- 建议甜点：杏仁（25 g）和新鲜樱桃（80 g）或樱桃果干（20 g）。

第二周

第四天

早　餐

- 咖啡，浓咖啡或美式咖啡。
- 杏仁奶，不加糖（1杯，240mL）。
- 葡萄干核桃面包（60g）。
- 香蕉（1个，中等大小）。

午　餐

- 茴香沙拉配西红柿、胡萝卜、洋葱和橄榄。
  - 茴香球茎（150 g）
  - 圣女果（150 g）

- 胡萝卜（1个，中等大小）
- 洋葱（1个，中等大小）
- 橄榄（20 g）
- 橄榄油（12 mL，1汤匙）
- 欧芹
- 盐
- 全麦干佛卡夏面包，外加特级初榨橄榄油（40 g）（放在主菜旁边供食用）
- 配菜：菊苣（200 g），煮熟，加油和柠檬调味。
- 配菜：用黄瓜、胡萝卜和西红柿混合的蔬菜沙拉。

小　吃

- 山羊奶酸奶（125 g）。
- 坚果和天然谷物黑巧克力；所选巧克力品牌应含有150卡路里热量、低糖（糖含量小于8 g）、黑巧克力含量不低于70%、无牛奶。

晚　餐

- 黑/金星大米配西葫芦和虾。
  - 黑/金星大米（40 g）
  - 西葫芦（250 g）（切片）
  - 圣女果（150 g）
  - 虾（60 g）
  - 帕尔马干酪（5 g，1汤匙）
  - 藏红花（4 g）
  - 橄榄油（25 mL，2汤匙）

· 欧芹

· 盐和胡椒

　　按照包装说明烹饪米饭。在另一个平底锅里，把西葫芦、圣女果和虾放在水里煮；沥干水，与米饭混合，加入帕尔马干酪、藏红花和橄榄油搅拌；用欧芹、盐和胡椒调味。

· 配菜：用西红柿和胡萝卜混合蔬菜沙拉（200 g），用意大利黑醋调味。

· 建议甜点：蔓越莓干（20 g）和核桃（25 g）。

· 服用一片全效复合维生素和矿物质片剂以及一粒 ω-3鱼油软胶囊。

第二周

第五天

早　餐

· 茶（1包红茶和1包绿茶），加1个柠檬压榨果汁。

· 全麦米脆饼（60 g）。

· 香蕉（1个，中等大小）。

· 黑巧克力（30 g）。

午　餐

· 地中海风味斯佩耳特小麦沙拉配洋蓟和蘑菇。

　· 斯佩耳特小麦（40 g）

　· 洋蓟，油浸（80 g）

- 胡萝卜（1个，中等大小），切碎
- 圣女果（150 g）
- 橄榄（20 g）
- 橄榄油（12 g，1汤匙）
- 盐和胡椒
- 蘑菇（150 g）
- 大蒜（1瓣）
- 欧芹

　　用盐水把斯佩耳特小麦煮熟；沥干水，放入碗中；加入洋蓟、胡萝卜、圣女果和橄榄；如果需要的话，用油、盐、胡椒和其他香草调味。在另一个平底锅里，用大蒜和水煮蘑菇；蘑菇变软后，加入欧芹和盐调味；加入油；可单独食用这些蘑菇，或把它们加到其他配料中。

- 配菜：混合绿色蔬菜沙拉，用意大利黑醋调味。

小　吃

- 杏仁奶，不加糖（1杯，240 mL）。
- 坚果和天然谷物黑巧克力；所选巧克力品牌应含有150卡路里热量、低糖（糖含量小于8 g）、黑巧克力含量不低于70%、无牛奶。

晚　餐

- 利古里亚蔬菜通心粉汤（热那亚浓汤）。
  - 意大利白豆（150 g湿重，沥干水分）
  - 马铃薯（1个，中等大小）
  - 茄子（1个，中等大小）

- 西葫芦（1个，中等大小）
- 卷心菜（1个，中等大小）
- 豌豆（1把）
- 四季豆（150 g）
- 大蒜（1瓣）
- 盐和胡椒
- 意大利面（40 g）
- 橄榄油（25 mL，2汤匙）
- 香蒜沙司（1茶匙）

　　把浸泡过的豆子放在锅里加水煮熟；把所有的蔬菜切成小块，放入锅中，加入大蒜、盐和胡椒；汤大约煮45分钟，然后加入意大利面；意大利面煮熟后，加入橄榄油和香蒜沙司，将锅从火上移开。

- 配菜：混合绿色沙拉加全麦面包（40 g）。
- 建议甜点：新鲜水果（如150 g葡萄）。

第二周

第六天

早　餐

- 咖啡或茶。
- 榛子牛奶，不加糖（1杯，240 mL）。
- 水果和坚果麦片（60 g）。

午　餐

· 西红柿汤配罗勒、香蒜沙司和油炸面包块。

  · 西红柿（500 g）

  · 胡萝卜（1个，中等大小）

  · 芹菜（1棵，中等大小）

  · 马铃薯（1个，中等大小）

  · 紫色洋葱（半个，中等大小）

  · 橄榄油（12 g，1汤匙）

  · 罗勒叶（5片）

  · 盐和胡椒调味

  · 香蒜沙司（5 g，1茶匙）

  · 油炸面包块（40 g）

  　　用盐水把西红柿、胡萝卜、芹菜、马铃薯和洋葱放在锅里煮；蔬菜变软时，用手持式搅拌机将其打成泥状；加入油、罗勒叶、盐和胡椒；配以香蒜沙司和油炸面包块一起食用。

· 配菜：蔬菜沙拉混合胡萝卜和西红柿；或煮熟的绿叶蔬菜（200g）及黑面包（40g）。

小　吃

· 榛子牛奶，不加糖（1杯，240 mL）。

· 坚果和天然谷物黑巧克力；所选巧克力品牌应含有150卡路里热量、低糖（糖含量小于8 g）、黑巧克力含量不低于70%、无牛奶。

晚　餐

· 流沙鹰嘴豆和蒸西蓝花。

- 鹰嘴豆（150 g 湿重，沥干）
- 迷迭香（1 小枝）
- 大蒜（1 瓣，切成两半）
- 橄榄油（25 mL，2 汤匙）
- 盐和胡椒调味
- 西蓝花，加油和柠檬调味（150 g）
- 鹰嘴豆面包（见第228页）或全麦佛卡夏面包，加橄榄油（60 g）

   炖煮用盐水浸泡过的鹰嘴豆、大蒜和迷迭香；煮熟后，沥干水分，用手持式搅拌机将其捣成泥；加入油、盐和胡椒，让汤静置一会儿。将西蓝花蒸至变软，然后加入油、盐和柠檬调味；你可以选择鹰嘴豆面包或全麦佛卡夏面包来配汤和蒸西蓝花。
- 建议甜点：杏干（20 g）和杏仁（25 g）。

第二周

第七天

早 餐

- 咖啡或茶。
- 杏仁奶，不加糖（1 杯，240 mL）。
- 蔓越莓面包（80 g）。
- 蜂蜜（10 g，2 茶匙）。

午　餐

· 大麦沙拉、西蓝花、羊乳酪和西红柿。

　· 大麦（40 g）

　· 西蓝花（150 g）

　· 圣女果（100 g）

　· 胡萝卜（1个，中等大小）

　· 洋葱（可选）

　· 羊乳酪（20 g）

　· 橄榄油（12 mL，1汤匙）

　· 欧芹

　· 盐和胡椒

　　　用盐水煮大麦。在另一个平底锅里蒸西蓝花；煮熟后，沥干水分放至凉；把大麦和西蓝花放在碗里混合，加入切好的圣女果、胡萝卜和洋葱；加入羊乳酪；加入油、欧芹、盐和胡椒调味；趁温热食用或者冷藏后食用。

· 配菜：绿叶蔬菜，加油、柠檬和黑面包（40g）。

小　吃

· 不加糖的椰奶（1杯，240 mL）。

· 坚果和天然谷物黑巧克力；所选巧克力品牌应含有150卡路里热量、低糖（糖含量小于8 g）、黑巧克力含量不低于70%、无牛奶。

晚　餐

· 带蔬菜、凤尾鱼和沙丁鱼的比萨饼（不含奶酪）。

　· 现成的比萨饼皮（100 g）

- 沙丁鱼及凤尾鱼（90 g）
- 圣女果（80 g）
- 洋蓟罐头（50 g）
- 蘑菇（100 g），切片
- 菠菜（100 g）
- 胡椒（100 g）
- 黑橄榄（20 g）
- 橄榄油（25 ml，2 汤匙）
- 盐和胡椒调味

　　把鱼、蔬菜和橄榄放在现成的比萨饼皮上；用油、盐、胡椒及任何你喜欢的香草和香料调味；按照包装上的说明烘烤；你也可以尝试蔬菜和鱼的不同搭配，但记住：凤尾鱼和沙丁鱼富含 ω-3 脂肪酸。

· 建议甜点：无盐开心果（25 g）和蔓越莓干（20 g）。

· 服用一片全效复合维生素和矿物质片剂以及一粒 ω-3 鱼油软胶囊。

维生素和矿物质的食物来源

Appendix B: Food Sources of Vitamins and Minerals

维生素B₁₂的食物来源

食　物	分　量	维生素B$_{12}$（微克）	百分比/每日建议摄取量（DV）
生的或煮熟的蓝鳍金枪鱼，金枪鱼	75克	8.2 ~ 9.3	137 ~ 155
煮熟的蛤蜊	75克	74.2	1237
煮熟的贻贝	75克	25	417
煮熟的牡蛎	75克	18.2	303
煮熟的鲭鱼（鱼王，大西洋）	75克	14	233
生鱼卵	75克	9	150
煮熟的阿拉斯加蟹王	75克	8.6	143
煮熟或腌制的鲱鱼	250毫升（1杯）	7.2	120
沙丁鱼罐头，油浸或番茄酱	75克	6.8	113
鱼子酱（黑色，红色）	75克	6	100

（续表）

食　物	分　量	维生素B$_{12}$（微克）	百分比/每日建议摄取量（DV）
早餐麦片，按照每日建议摄取量等量强化维生素B$_{12}$	1份	6	100
煮熟的鳟鱼	75克	5	83
煮熟的红鲑鱼	75克	4	67
粉红色鲑鱼，带骨头，罐装	75克	3.7	62
鱼、金枪鱼，清淡、罐装油、排干固体	1.0杯	3.21	54
煮熟的红大马哈鱼	75克	2.3	38
煮熟的野生大西洋鲑鱼	75克	2.3	38
罐装在水中的清淡金枪鱼	75克	2.2	37
大豆汉堡	75克	1.8	30
杏仁、燕麦或米乳饮料强化食品	250毫升（1杯）	1	17
红星T6635+酵母（素食支持配方）	2克	1	17
早餐麦片，强化每日建议摄取量25%的维生素B$_{12}$	1份	1	17
煮熟的鸡蛋	1大	0.6	10

资料来源：

https://ndb.nal.usda.gov/

http://www.fda.gov/Food/GuidanceRegulation/ GuidanceDocumentsRegulatoryInformation/LabelingNutrition/ucm064928.htm

http://www.ncbi.nlm.nih.gov/pmc/articles/PMC3174857

http://www.ncbi.nlm.nih.gov/pubmed/24724766

https://www.dietitians.ca/YourHealth/NutritionAZ/Victim/FoodSourcesofVitaminB12.aspx

http://www.ncbi.nlm.nih.gov/pmc/articles/PMC3174857/

http://www.ncbi.nlm.nih.gov/pubmed/24724766

叶酸的食物来源

食　物	分　量	微克/每份叶酸含量	百分比/每日建议摄取量（DV）
煮沸的菠菜汤	½ 杯	131	33
煮熟的黑眼豌豆（豇豆）	½ 杯	105	26
早餐麦片，强化每日建议摄取量25%的叶酸	1 杯	100	25
煮熟的中等大小颗粒白米	½ 杯	90	23
煮熟的芦笋	4 根	89	22
煮熟的浓缩意大利细面	½ 杯	83	21
煮熟的冷冻球芽甘蓝	½ 杯	78	20
切丝的生菜、莴苣	1 杯	64	16
切片的生鳄梨	½ 杯	59	15
生菠菜	1 杯	58	15
切碎煮熟冷冻的西蓝花	½ 杯	52	13
切碎煮熟冷冻的芥菜	½ 杯	52	13
煮熟冷冻的青豌豆	½ 杯	47	12
四季豆罐头	½ 杯	46	12
白面包	1 片	43	11
干烤的花生	28 克	41	10
小麦胚芽	2 汤匙	40	10
罐头西红柿汁	¾ 杯	36	9
邓杰内斯螃蟹	85 克	36	9
橙汁	¾ 杯	35	9

（续表）

食　物	分　量	微克/每份 叶酸含量	百分比/每日 建议摄取量 （DV）
煮熟的冷冻青萝卜	½ 杯	32	8
新鲜橙子	1 小个	29	7
切成块的生木瓜	½ 杯	27	7
香蕉	1 个，中等 大小	24	6
面包用酵母	¼ 茶匙	23	6
煮熟的鸡蛋	1 大个	22	6
生哈密瓜	1 小块	14	4
煮熟的大比目鱼	85 克	12	3

钙的食物来源

食　物	分　量	微克/每份 含钙量	百分比/每日 建议摄取量 （DV）
富含钙的早餐麦片	1 杯	100 ~ 1000	10 ~ 100
加糖、富含钙和维生素 A、B$_{12}$、D$_2$ 的椰奶饮料	1 杯	451	45
强化维生素 D$_2$ 和 E 的不加糖、耐储存巧克力杏仁牛奶饮料	1 杯	451	45
香草味杏仁奶饮料，加糖	237 毫升	451	45
整粒杏仁	1 杯	385	39
鹰嘴豆（栀子豆，孟加拉豆），成熟种子、罐头装、沥干	1 杯	370	37

（续表）

食　物	分　量	微克/每份含钙量	百分比/每日建议摄取量（DV）
加工的豆奶（各种口味）	1 杯	340	34
油浸带骨沙丁鱼罐头	85 克	325	33
加钙豆奶	227 克	299	30
烹制羽衣甘蓝，白灼、沥干、不加盐	1 杯	268	27
橙汁，加钙	170 克	261	26
鲑鱼，粉红色、罐装、带骨固体	85 克	181	18
晒干的芡欧鼠尾草籽	28 克	179	18
红鲑鱼/红大马哈鱼罐头	85 克	168	17
烹制甜菜，白灼、沥干、不加盐	1 杯（2.5厘米大小碎块）	164	16
甲壳类动物，北方龙虾，清蒸	1 杯	139	14
榛子	1 杯	131	13
弗吉尼亚的生花生	1 杯	130	13
生开心果	1 杯	129	13
野生虹鳟鱼，烤熟	1 片	123	12
成熟的黑龟豆子，煮熟、不加盐	1 杯	102	10
切碎的生甘蓝	1 杯	100	10
新鲜煮熟的青萝卜	½ 杯	99	10
新鲜煮熟的甘蓝	1 杯	94	9
橡树果状的南瓜，烘烤熟、不加盐	1 杯	90	9
煮熟的白豆	½ 杯	81	8
切丝的生大白菜	1 杯	74	7
白面包	1 片	73	7

（续表）

食　物	分　量	微克/每份 含钙量	百分比/每日 建议摄取量 （DV）
欧洲产的油浸凤尾鱼罐头，沥干固体、无骨	28克	66	7
鲑鱼，红鲑鱼/红色大马哈鱼，鱼片带皮、熏制（阿拉斯加出产）	1片	63	6
烤马铃薯，加盐	1杯	62	6
干无花果	¼杯	61	6
玉米薄饼，预制适合烤/炸	直径为15厘米	46	5
煮熟的花斑豆	½杯	39	4
小麦面薄饼，预制适合烤/炸	直径为15厘米	32	3
全麦面包	1片	30	3
煮熟的红豆	½杯	25	3
生西蓝花	½杯	21	2

成人及4岁以上儿童钙的每日建议摄入量为1000毫克。
资料来源：https://ods.od.nih.gov/factsheets/CalciumHealthProfessional

铁的食物来源

食　物	分　量	毫克/每份 铁含量	百分比/每日 建议摄取量 （DV）
干的海藻、螺旋藻	1杯	31.92	177
早餐麦片，等量DV强化铁	1份	18	100
不加糖的可可干粉	1杯	12	67
东方牡蛎，清蒸	85克	8	44

（续表）

食　物	分　量	毫克/每份铁含量	百分比/每日建议摄取量（DV）
白豆罐头	1 杯	8	44
黑巧克力，含45% ~ 69%可可固体	85 克	7	39
软体动物，贻贝，蓝色、清蒸熟制	85 克	5.71	32
块状花生酱，强化维生素和矿物质	2 汤匙	5.6	31
整粒杏仁	1 杯	5.31	30
含花生、不加盐的干烤混合坚果	1 杯	4.89	27
煮熟后沥干的小扁豆	½ 杯	3	17
煮熟后沥干的菠菜	½ 杯	3	17
芸豆罐头	½ 杯	2	11
油浸大西洋沙丁鱼罐头，带骨、沥干固体	85 克	2	11
煮熟后沥干的鹰嘴豆（栀子豆，孟加拉豆）	½ 杯	2	11
炖煮西红柿罐头	½ 杯	2	11
连皮带肉烤制的马铃薯	1 个，中等大小	2	11
油炸腰果	28 克（18 个坚果）	2	11
煮熟的青豌豆	½ 杯	1	6
长粒白色大米，营养强化、煮半熟、沥干	½ 杯	1	6
全麦面包	1 片	1	6
白面包	1 片	1	6

（续表）

食　物	分　量	毫克/每份铁含量	百分比/每日建议摄取量（DV）
无核葡萄干	¼杯	1	6
煮熟的全麦意大利面	1杯	1	6
新鲜蓝鳍金枪鱼，干热烤制	85克	1	6
开心果，干烤	28克（49个坚果）	1	6
煮熟后沥干的花椰菜	½杯	1	6
煮熟的鸡蛋	1大个	1	6
长粒或中粒煮熟的糙米饭	1杯	1	6

资料来源：https://ods.od.nih.gov/factsheets/IronHealthProfessional

维生素A的食物来源

食　物	分　量	微克/每份维生素A活性当量（RAE）	国际单位（IU）/每份	百分比/每日建议摄取量（DV）
带皮烤红薯	1整个	1403	28 058	561
速冻菠菜，煮熟	½杯	573	11 458	229
生胡萝卜	½杯	459	9189	184
南瓜饼，商品化	1块	488	3743	75
生哈密瓜	½杯	135	2706	54
生甜椒，红色	½杯	117	2332	47
生杧果	1整个	112	2240	45
煮熟的豇豆	1杯	66	1305	26

（续表）

食　物	分　量	微克/每份维生素A活性当量（RAE）	国际单位（IU）/每份	百分比/每日建议摄取量（DV）
杏脯，硫熏	10个，半边果实	63	1261	25
煮熟的西蓝花	½杯	60	1208	24
西红柿汁罐头	¾杯	42	821	16
产自大西洋腌制的鲱鱼	85克	219	731	15
早餐麦片，强化10%DV的维生素A	¾～1杯	127～149	500	10
普通或素食的罐装烤制大豆	1杯	13	274	5
煮熟的鸡蛋	1大个	75	260	5
各种各样煮熟的夏南瓜	½杯	10	191	4
煮熟的鲑鱼/红大马哈鱼	85克	59	176	4
低脂肪的普通酸奶	1杯	32	116	2
干烤的开心果	28克	4	73	1
清淡金枪鱼，罐装油浸、沥干固体	85克	20	65	1

维生素C的食物来源

食　物	分　量	毫克/每份	百分比/每日建议摄取量（DV）
生的红甜椒	½杯	95	158
橙汁	¾杯	93	155

（续表）

食　物	分　量	毫克/每份	百分比/每日建议摄取量（DV）
橙子	1个，中等大小	70	117
葡萄柚汁	¾杯	70	117
猕猴桃	1个，中等大小	64	107
生的青甜椒	½杯	60	100
煮熟的西蓝花	½杯	51	85
切片的新鲜草莓	½杯	49	82
煮熟的球芽甘蓝	½杯	48	80
葡萄柚汁	半个中等大小果实	39	65
生西蓝花	½杯	39	65
西红柿汁	¾杯	33	55
生哈密瓜	½杯	29	48
煮熟的卷心菜	½杯	28	47
生花椰菜	½杯	26	43
烤马铃薯	1个，中等大小	17	28
生西红柿	1个，中等大小	17	28
煮熟的菠菜	½杯	9	15
冷冻青豌豆，煮熟	½杯	8	13

维生素D的食物来源

食　物	分　量	国际单位（IU）/每份	百分比/每日建议摄取量（DV）
鳕鱼鱼肝油	1汤匙	1360	340
灰树花生蘑菇	1杯	786	196.5
煮熟的剑鱼	85克	566	141.5
虹鳟鱼，养殖的、干热熟制	1片	539	134.75
煮熟的红鲑鱼/红大马哈鱼	85克	447	111.75
大西洋鲱鱼，干热熟制	1片	306	76.5
金枪鱼，水煮罐装、沥干	85克	154	38.5
生罗非鱼	1片	144	36
强化维生素D的橙汁	1杯	137	34.25
加工豆奶（各种口味）	1杯	114	28.5
鸡油菌，生蘑菇	1杯	114	28.5
巧克力杏仁奶饮料	237毫升	101	25.25
加糖的椰奶饮料，强化钙和维生素A、B$_{12}$、D$_2$	1杯	101	25.25
不加糖的米乳饮料	237毫升	101	25.25
油浸沙丁鱼罐头，沥干	2条沙丁鱼	46	11.5
大西洋养殖鲑鱼，干热熟制	85克	44	11
鸡蛋（蛋黄中含有维生素D）	1大个	41	10.25
不加盐煮熟的香菇	1杯	41	10.25
早餐麦片，按照10%DV强化维生素D	¾～1杯	40	10
欧洲产的无骨、油浸凤尾鱼罐头，沥干	28克	20	5
白蘑菇，煮熟、沥干、不加盐	1杯	12	3

维生素E（α–生育酚）的特定食物来源

食　物	分　量	毫克/每份	百分比/每日建议摄取量（DV）
小麦胚芽油	1汤匙	20.3	102
干烤的葵花籽	28克	7.4	37
干烤的杏仁	28克	6.8	34
向日葵油	1汤匙	5.6	28
红花油	1汤匙	4.6	23
干烤的榛子	28克	4.3	22
花生酱	2汤匙	2.9	15
干烤的花生	28克	2.2	11
玉米油	1汤匙	1.9	10
煮熟的菠菜	½杯	1.9	10
煮熟切碎的花椰菜	½杯	1.2	6
大豆油	1汤匙	1.1	6
猕猴桃	1个，中等大小	1.1	6
杧果，切片	½杯	0.7	4
生西红柿	1个，中等大小	0.7	4
生菠菜	1杯	0.6	3

ω-3脂肪酸的食物来源

食 物	分 量	α-亚麻酸（ALA）（克）	二十碳五烯酸（EPA）/二十二碳六烯酸（DHA）（克）
煮熟的比目鱼	75克	0.04 ~ 0.06	0.35 ~ 0.88
煮熟的鲱鱼	75克	0.05 ~ 0.11	1.6
煮熟的龙虾	75克	0.01	0.42
煮熟的鲭鱼	75克	0.03 ~ 0.08	0.90 ~ 1.39
煮熟的咸鲭鱼	75克	0.12	3.43
煮熟的贻贝	75克	0.03	0.59
煮熟的章鱼	75克	0	0.13
煮熟的东方/蓝点牡蛎	75克	0.04 ~ 0.05	0.33 ~ 0.41
煮熟的太平洋牡蛎	75克	0.05	1.04
煮熟的青鳕	75克	0	0.4
生或熟的养殖大西洋鲑鱼	75克	0.08 ~ 0.11	1.48 ~ 1.61
生或熟的野生大西洋鲑鱼	75克	0.22 ~ 0.28	1.08 ~ 1.38
生或熟的鲑鱼	75克	0.06 ~ 0.08	1.31 ~ 1.47
生或熟的银大马哈鱼、鲑鱼	75克	0.03 ~ 0.05	0.33 ~ 0.98
生的、熟的或罐装的粉红色/座头鲸鲑鱼	75克	0.03 ~ 0.06	0.96 ~ 1.26
生的、熟的或罐装的鲑鱼/红鲑鱼	75克	0.05 ~ 0.07	0.87 ~ 1.06
沙丁鱼罐头	75克	0.17 ~ 0.37	0.74 ~ 1.05

（续表）

食　物	分　量	α－亚麻酸（ALA）（克）	二十碳五烯酸（EPA）/二十二碳六烯酸（DHA）（克）
煮熟的扇贝	75克	0	0.27
煮熟的虾	75克	0.01	0.24
煮熟的鲷鱼	75克	0	0.25
煮熟的鳎目鱼或鲽鱼	75克	0.01	0.37
煮熟的罗非鱼	75克	0.03	0.1
煮熟的鳟鱼	75克	0.06 ~ 0.14	0.65 ~ 0.87
水煮清淡金枪鱼罐头	75克	0	0.21
水煮白金枪鱼罐头	75克	0.05	0.65
煮熟的白鱼	75克	0.17	1.2
煮熟的豆类（海军豆，斑豆）	175毫升（¾杯）	0.17 ~ 0.24	0
煮熟的豇豆	175毫升（¾杯）	0.11	0
煮熟的大豆	175毫升（¾杯）	0.76	0
煮熟的素食鱼条、鸡肉或肉丸	75克	0.39 ~ 0.78	0
油烤、漂白杏仁	60毫升（¼杯）	0.15	0
芡欧鼠尾草籽	15毫升（1汤匙）	1.9	0
粉碎的亚麻籽*	15毫升（1汤匙）	2.46	0
山核桃坚果	60毫升（¼杯）	0.32	0
去壳南瓜籽	60毫升（¼杯）	0.06	0
美洲山核桃	60毫升（¼杯）	0.25 ~ 0.29	0
大豆坚果	60毫升（¼杯）	0.42	0

（续表）

食 物	分 量	α－亚麻酸（ALA）（克）	二十碳五烯酸（EPA）/二十二碳六烯酸（DHA）（克）
黑核桃	60毫升（¼杯）	0.64	0
产自英国、波斯地区的核桃	60毫升（¼杯）	2.3	0
菜籽油	5毫升（1茶匙）	0.42	0
用鱼油制成、富含DHA的ω-3人造黄油	5毫升（1茶匙）	0.28	0.03
亚麻籽油	5毫升（1茶匙）	2.58	0
由菜籽油制成的ω-3人造黄油*	5毫升（1茶匙）	0.34	0
大豆油	5毫升（1茶匙）	0.31	0
核桃油	5毫升（1茶匙）	0.48	0
鲱鱼油补充剂	5毫升（1茶匙）	0.04	0.48
鲑鱼油补充剂	5毫升（1茶匙）	0.05	1.44
沙丁鱼油补充剂	5毫升（1茶匙）	0.06	0.96
杏仁乳饮料	250毫升（1杯）	0.1	0
燕麦饮料	250毫升（1杯）	0.3	0

*具体含量视产品品牌而定。

资料来源：http://www.whfoods.com/genpage.php?dbid=84&tname=nutrient

http://www.dietitians.ca/Your-Health/Nutrition-A-Z/Fat/Food-Sources-of Omega-3-Fats.aspx

镁的食物来源

食 物	分 量	毫克/每份	百分比/每日建议摄取量（DV）
干烤的杏仁	28克	80	20
煮熟的菠菜	½ 杯	78	20
干烤的腰果	28克	74	19
油烤的花生	¼ 杯	63	16
谷类食品，小麦片	2大块饼干	61	15
普通或香草豆浆	1 杯	61	15
煮熟的黑豆	½ 杯	60	15
带荚煮熟的大豆	½ 杯	50	13
新鲜的花生酱	2 汤匙	49	12
全麦面包	2 片	46	12
切成块的鳄梨	1 杯	44	11
带皮烤的土豆	99克	43	11
煮熟的糙米米饭	½ 杯	42	11
早餐麦片，按照10%DV强化镁	1/3 杯	40	10
速溶燕麦片	1包	36	9
芸豆罐头	½ 杯	35	9
香蕉	1个，中等大小	32	8
煮熟的大西洋养殖鲑鱼	85克	26	7
煮熟的比目鱼	85克	24	6
葡萄干	½ 杯	23	6
煮熟切碎的西蓝花	½ 杯	12	3
煮熟的白大米	½ 杯	10	3
苹果	1个，中等大小	9	2
生胡萝卜	1个，中等大小	7	2

资料来源：https://ods.od.nih.gov/factsheets/MagnesiumHealthProfessional/

致　谢

　　本书总结了我30年来探索长寿秘诀的历程，其间陪伴我的既有伟大的先驱者，也有年轻而优秀的研究人员。感谢得克萨斯州的斯科特·诺顿（Scott Norton）教授和罗伯特·格里斯（Robert Gracy）教授给我提供了学习生物化学的机会，使我得以开始在衰老领域的研究；感谢加利福尼亚大学洛杉矶分校的罗伊·沃尔福德（Roy Walford）教授教会我挑战成规并以创新的方式思考衰老；感谢加利福尼亚大学洛杉矶分校的琼·瓦伦丁（Joan Valentine）教授和伊迪丝·格拉拉（Edith Gralla）教授奠定了我关于遗传学和分子生物学的扎实基础，从而开展我自己的研究；感谢南加利福尼亚大学的凯勒·芬奇（Caleb Finch）教授引领我步入神经生物学和衰老理论的殿堂，同时也感谢他从我完成博士学业到现在，一直是我的良师益友；感谢平查斯·柯恩（Pinchas Cohen）教授与我进行了一系列卓有成效的合作以及他作为南加利福尼亚大学老年医学学院院长为我提供的支持；感谢意大利癌症研究基金会分子肿瘤学研究所（IFOM）主任马尔科·福亚尼（Marco Foiani）教授给了我在意大利带领一个肿瘤研究小组的机会。先驱遗传学家们功不可没，我要感谢他们25年来无休止的争论、讨论以及发现，从而使我们所有人都为衰老和长寿领域这一场非凡的革命做出了贡献。我无比感激我的学生、研究人员和医疗同事们，没有他们，我或许只能发现我们共同发现的冰山一角。特别感谢保拉·法布里齐奥（Paola Fabrizio）博士在我被任命为负责人后不久在南加利福尼亚大学实验室的研究发现中所起的重要作用，同时感谢多年来在实验室中领导工作的闵伟（Min Wei）教授。

感谢我所有的同事，他们从各自的专业领域给我提供了宝贵的专业经验：

感谢热那亚大学圣马蒂诺医院内科专家阿莱西奥·南乔尼（Alessio Nencioni）教授对第七章提出的建议。南乔尼教授负责了由翁贝托维罗纳西基金会资助的关于乳腺癌患者轻断食和化疗的研究。

作为南加利福尼亚大学轻断食和化疗临床试验的负责人，我感谢南加利福尼亚大学诺里斯肿瘤医院的肿瘤学家和临床医学副教授坦妮娅·多尔夫（Tanya Dorff），同时也感谢罗马萨皮恩扎大学临床医学的亚历山德罗·拉维亚诺（Alessandro Laviano）教授。

感谢荷兰莱顿大学内分泌学家、糖尿病专家兼内分泌和代谢疾病诊所主任哈诺·皮耶尔（Hanno Pijl）教授以及得克萨斯州健康哈里斯卫理公会医院知名的肥胖症治疗外科医生克莱顿·弗伦泽尔（Clayton Frenzel）针对第八章所提供的不可或缺的帮助。

感谢柏林夏里特医院整合医学系辅助医疗中心主任安德烈亚斯·米哈尔森（Andreas Michalsen）教授针对第九章给我的建议。米哈尔森博士是断食疗法相关临床问题的知名专家之一，指导了断食或断食饮食和心血管疾病风险因素的临床试验。

库尔特·洪（Kurt Hong），医学/哲学博士，副教授，洛杉矶南加利福尼亚大学临床营养学中心主任，博士毕业于哈佛大学医学院，曾在加利福尼亚大学洛杉矶分校人类营养中心担任临床医生，他是临床营养学领域的领先专家。

关于第十章，我要感谢柏林夏里特医院辅助医疗中心的神经学家马库斯·博克（Markus Bock）博士，他在关于生酮饮食和轻断食应用方面经验丰富。博克博士与米哈尔森博士合作进行了轻断食和神经退行性疾病的临床试验。

感谢热那亚大学圣马蒂诺医院的老年病学主任帕特里齐奥·奥德蒂（Patrizio Odetti），该医院开展了意大利领先的老年医学项目，收治了大量老年痴呆症患者。

关于第十一章，我要感谢马库斯·博克博士、安德烈亚斯·米哈尔森博士以及库尔特·洪医学博士。

最后，在营养学家诺米·伦泽蒂（Noemi Renzetti）和营养师马希德·谢列奇（Mahshid Shelechi）、苏珊·基姆（Susan Kim）的帮助下，我编写了"两周饮食计划"，在此向他们表示感谢。

感谢黛安·克里格（Diane Krieger）和艾米丽·杰克逊（Emily H. Jackson）对本书英文版本的初步编辑。

特别感谢克劳迪娅·赫尔（Claudia Herr）对英文版本的深度编辑和宝贵意见。

感谢斯德霖·洛德文艺出版社（Sterling Lord Literistic）的劳丽·利斯（Laurie Liss）睿智的指导。

感谢企鹅兰登书屋整个艾弗里（Avery）图书团队：出版商梅根·纽曼（Megan Newman）及其助手汉娜·施蒂格迈耶（Hannah Steigmeyer）、贾斯汀·萨夫拉（Justin Thrift）、安德烈·何（Andrea Ho）和林赛·戈登（Lindsay Gordon）。

注 释

第一章

1. V.D. Longo et al., "Enhancing tem Cell Transplantation with 'Nutritechnology,'" *Cell Stem Cell* 19, no. 6 (December 1, 2016): 681–682.

第二章

1. V.D. Longo, J. Mitteldorf, and V.P. Skulachev, "Programmed and Altruistic Aging," *Nature Reviews Genetics* 6 (November 2005): 866–872.

2. V.D. Longo, "Mutations in Signal Transduction Proteins Increase Stress Resistance and Longevity in Yeast, Nematodes, Fruit Flies, and Mammalian Neuronal Cells," *Neurobiology of Aging* 20 (1999): 479–486; PMID: 10638521.

3. P. Fabrizio, F. Pozza, S.D. Pletcher, C.M. Gendron, and V.D. Longo, "Regulation of Longevity and Stress Resistance by Sch9 in Yeast," *Science* 292 (2001): 288–290.

4. Jaime Guevara-Aguirre, Priya Balasubramaniam, Marco Guevara-Aguirre, et al., "Growth Hormone Receptor Deficiency Is Associated with a Major Reduction in Pro-Aging Signaling, Cancer, and Diabetes in Humans," *Science Translational Medicine* 3, no. 70 (February 16, 2011): 70ra13. http://stm.sciencemag.org/content/3/70 /70ra13.full.

5. Ibid.

6. Kaoru Nashiro, Jaime Guevara-Aguirre, Meredith N. Braskie, et al., "Brain Structure and Function Associated with Younger Adults in Growth Hormone

Receptor-Deficient Humans, " *Journal of Neuroscience* 37, no. 7 (February 15, 2017): 1696–1707. http://www.jneurosci.org/content/37/7/1696.

7. Edward O. List et al., "Endocrine Parameters and Phenotypes of the Growth Hormone Receptor Gene Disrupted (GHR − / −) Mouse, " *Endocrine Reviews* 32, no. 3 (June 2011): 356–386. http:// europepmc.org/articles/PMC3365798.

第三章

1. L. Fontana, B.K. Kennedy, and V. . Longo, "Medical Research: Treat Ageing, " *Nature* (July 24, 2014), 511(7510): 4057, PMID: 25056047.

第四章

1. Kaye Foster-Powell, Susanna H.A. Holt, and Janette C. Brand-Miller, "International Table of Glycemic Index and Glycemic Load Values: 2002, " *American Journal of Clinicial Nutrition* (January 2002), 76: 5–56. http://ajcn.nutrition.org/content/76/1/5.full.pdf.

2. B. Frei, B.N. Ames, J.B. Blumberg, and W.C. Willett, "Enough Is Enough, " *Annals of Internal Medicine* 160, no. 11 (June 3, 2014): 807.

3. "Effects of Multivitamin Supplement on Cataract and Age-Related Macular Degeneration in a Randomized Trial of Male Physicians, " *Ophthalmology* (February 2014): 73, 525–534.

4. D. Belsky, A. Caspi, et al., "Quantification of Biological Aging in Young Adults, " *PNAS* 112, no. 30 (July 2015).

5. L. Fontana, L. Partridge, and V.D. Longo, "Extending Healthy Life Span—from Yeast to Humans, " *Science* 328, no. 5976 (April 16, 2010): 321–326.

6. S. Gill and S. Panda, "A Smartphone App Reveals Erratic Diurnal Eating Patterns in Humans That Can Be Modulated for Health Benefits, " *Cell Metabolism* (November 3, 2015), 22(5): 789–798.

7. Fontana, Partridge, and Longo, "Extending Health Life Span."

8. S.M. Solon-Biet, "The Ratio of Macro-nutrients, Not Caloric Intake, Dictates Cardiometabolic Health, Aging, and Longevity in Ad Libitum-Fed Mice, " *Cell Metabolism* (March 4, 2014), 19(3): 418–430.

9. M. Levine et al. and V.D.Longo, " LowProteinIntakeIsAssociated with a Major Reduction in IGF1, Cancer, and Overall Mortality inthe 65 and Younger but Not Older Population, " *Cell Metabolism* (March 4, 2014), 19(3): 407–417.

10. S. Brandhorst et al. and V. . Longo, "A Periodic Diet That Mimics Fasting Promotes Multi-System Regeneration, Enhanced Cognitive Performance, and Healthspan, " *Cell Metabolism* (July 2015), 22(1): 86–99.

11. S. Di Biase, H.S. Shim, K.H. Kim, M. Vinciguerra, F. Rappa, M. Wei, et al., "Fasting Regulates EGR1 and Protects from Glucoseand DexamethasoneFORDependent Sensitization to Chemotherapy, " *PLoS Biology* 2017 15(3): e2001951.

12. Levine et al. and Longo, "Low Protein Intake."

13. NOT.T.Fung, .M. van Dam, S.E. Hankinson, M. Stampfer, W.C. Willett, and F.B. Hu, "LowCarbohydrate Diets and AllCause and CauseSpecific Mortality: Two Cohort Studies, " *Annals of Internal Medicine* (September 7, 2010), 153(5): 289–298.

14. M. Song, T.T. Fung, F.B. Hu, W.C. Willett, V.D. Longo, A.T. Chan, E.L. Giovannucci, "Association of Animal and Plant Protein Intake With AllCause and CauseSpecific Mortality, " *JAMA Internal Medicine* (2016) 176(10): 1453–1463.

15. L. de Koning et al., "LowCarbohydrate Diet Scores and Risk of Type 2 Diabetes in Men, " *American Journal of Clinical Nutrition* (April 2011), 93(4): 844–850.

16. M. Pollack, "Insulin and InsulinLike Growth Factor Signaling in Neoplasia, " *Nature Reviews Cancer* (December 2008), 8(12): 915–928.

17. S. Wang, "Epidemiology of Vitamin D in Health and Disease, " *Nutrition Research Reviews* 22 (December 2009) 25(11): 1483–1489.

18. R. Estruch et al., "Primary Prevention of Cardiovascular Disease with a Mediterranean Diet, " *New England Journal of Medicine* (April 2013) 368: 1279–1290

19. Y. Bao, J. Han, F.B. Hu, E.L. Giovannucci, M.J. Stampfer, W.C. Willett, and C.S. Fuchs, "Association of Nut Consumption with Total and CauseSpecific Mortality, " *New England Journal of Medicine* (November 2013) 369(21): 2001–2011.

20. Gill and Panda, "A Smartphone App Reveals Erratic Diurnal Eating Patterns."

21. M.U. Yang and T.B. Van Itallie, "Composition of Weight Lost During ShortTerm Weight Reduction: Metabolic Responses of Obese Subjects to

Starvation and LowCalorie Ketogenic and Nonketogenic Diets, " *Journal of Clinical Investigation* (September 1976) 58(3): 722–730.

22. Levine et al. and Longo, "Low Protein Intake."

23. Elisabetta Polovedo, "Raw Eggs and No Husband Since ' 38 Keep Her Young at 115, " *New York Times* (February 15, 2015) p. A4.

24. A. Dutta et al., "Longer Lived Parents: Protective Associations with Cancer Incidence and Overall Mortality, " *Journals of Gerontology Series A: Biological Sciences and Medical Sciences* (November 2013), 68(11): 1409–1418.

25. Ibid.

第五章

1. Paul Bowes, "Loma Linda: The Secret to a Long Healthy Life?" *BBC Magazine* (December 8, 2014).

2. D. Buettner, *The Blue Zones: 9 Lessons for Living Longer from thePeople Who've Lived the Longest,* 2nd ed. (Washington, DC: National Geographic Society, 2012).

3. E.F. Chackravarty, "Long Distance Running and Knee Osteoarthritis: A Prospective Study, " *American Journal of Preventive Medicine* 35, no. 2 (August 2008): 133–138.

4. P.T. Williams, "Effects of Running and Walking on Osteoarthritis and Hip Replacement Risk, " *Medicine and Science in Sports and Exercise* (July 2013), 45(7): 1292–1297.

5. K. Gebel, D. Ding, T. Chey, E. Stamatakis, W.J. Brown, and A.E. Bauman, "Effect of Moderate to Vigorous Physical Activity on All-Cause Mortality in Middle-Aged and Older Australians, " *JAMA Internal Medicine* 175, no. 6 (June 6, 2015): 970977, DOI: 10.1001/ jamainternmed.2015.0541.

6. H. Arem et al., "Leisure Time Physical Activity and Mortality: A Detailed Pooled Analysis of the Dose-Response Relationship, " *JAMA Internal Medicine* (June 2015) 175(6): 959–67.

7. D. PaddonJones, B.B. Rasmussen, "Dietary Protein Recommendations and the Prevention of Sarcopenia, " *Current Opinion in Clinical Nutrition and Metabolic Care* (January 2009), 12(1): 86–90.

8. V. Kumar, A. Selby, D. Rankin, et al., "Age-Related Differences in the Dose-Response Relationship of Muscle Protein Synthesis to Resistance Exercise in Young and Old Men, " *Journal of Physiology* (January 15, 2009) 587(1): 211–217.

第六章

1. CW Cheng et al., "Prolonged Fasting Reduces IGF1/PKA to Promote HematopoieticStemCellBased Regeneration and Reverse NOTImmunosuppression, " *Cell Stem Cell* (June 2014), 14(6): 810–823.

2. K.K. Ray, S.R. Seshasai, S. Erqou, P. Sever, J.W. Jukema, I. Ford, and . Sattar, "Statins and All-Cause Mortality in High-Risk Primary Prevention: A Meta-Analysis of 11 Randomized Controlled Trials Involving 65, 229 Participants, " *Archives of Internal Medicine* (June 2010), 170(12): 1024–1031.

3. CW Cheng, V. Villani, R. Buono, M. Wei, S. Kumar, P. Cohen, J.B. Sneddon, L. Perin, and V.D. Longo, "Fasting-Mimicking Diet Induces Pancreatic Lineage Reprogramming to Promote Ngn3Driven β cell Regeneration, " *Cell* 168, no. 5 (February 2017): 1–14.

第七章

1. Yandong Shi, Emanuela FelleyBosco, Thomas M. Marti, Katrin Orlowski, Martin Pruschy, Rolf A. Stahel, "Starvation-Induced Activation of ATM/Chk2/p53 Signaling Sensitizes Cancer Cells to Cisplatin, " *BMC Cancer* 12, no. 1 (2012): 571.

2. Stefano Di Biase et al., "Fasting-Mimicking Diet Reduces HO1 to Promote T Cell-Mediated Tumor Cytotoxicity, " *Cancer Cell* 30, no. 1 (July 11, 2016): 136–146. PMC. Web. July 9, 2017. http://pubmedcentralcanada.ca/pmcc/articles/PMC5388544/]

3. Ibid.

4. MethotrexateCytarabineRegimen, " Cancer100, no.6(March 15, S. Di Biase, H.S. Shim, K.H. Kim, M. Vinciguerra, F. Rappa, M.Wei, et al., "Fasting Regulates EGR1 and Protects from Glucoseand DexamethasoneDependent Sensitization to Chemotherapy, " *PLoS Biology* 15, no. 5 (2017): e1002603. https://doi.org/10.1371/journal.pbio.1002603.

5. M.A. Weiser, M.E. Cabanillas, M. Konopleva, .A. Thomas, S.A.Pierce, C.P. Escalante, et al., "Relation Between the Duration of Remission and Hyperglycemia During Induction Chemotherapyfor Acute Lymphocytic Leukemia with a Hyperfractionated Cyclophosphamide, Vincristine, Doxorubicin, and Dexamethasone / Methotrexate-Cytarabine Regimen," *Cancer* 100, no. 6 (March 15, 2004): 1179–1185.

6. T.B. Dorff et al., "Safety and Feasibility of Fasting in Combination with Platinum-Based Chemotherapy, " *BMC Cancer* (June 2016) 16: 360.

7. S. De Groot et al., "The Effects of Short-Term Fasting on Tolerance to (eo) Adjuvant Chemotherapy in HER2Negative Breast Cancer Patients: A Randomized Pilot Study, " *BMC Cancer* (October 2015) 15: 652.

第八章

1. W.C. Willett, W.H. Dietz, G.A. Colditz, "Guidelines for Healthy Weight, " *New England Journal of Medicine* (August 1999) 341: 427–434.

2. T. Pischon, H. Boeing, K. Hoffmann, et al., "General and Abdominal Adiposity and Risk of Death in Europe, " *New England Journal of Medicine* (November 13, 2008) 359: 2105–2120.

3. R.J Colman, T.M. Beasley, J.W. Kemnitz, S.T. Johnson, R. Weindruch, and R.M. Anderson, "Caloric Restriction Reduces Age-Related and All-Cause Mortality in Rhesus Monkeys, " *Nature Communications* (April 1, 2014), 5: 3557; R.L. Walford, D. Mock, R. Verdery, and T. MacCallum, "Calorie Restriction in Biosphere 2: Alterations in Physiologic, Hematologic, Hormonal, and Biochemical Parameters in Humans Restricted for a 2-Year Period, " *Journals of Gerontology* (June 2002), 57(6): B211–24.

4. A.R. Barnosky, K.K. Hoody, .G. Unterman, and K.A. Varady, "Intermittent Fasting vs. Daily Calorie Restriction for Type 2 Diabetes Prevention: A Review of Human Findings, " *Translation Research* (October 2014), 164(4): 302–311.

5. S. Gill and S. Panda, "A Smartphone App Reveals Erratic Diurnal Eating Patterns in Humans That Can Be Modulated for Health Benefits, " *Cell Metabolism* (November 3, 2015), 22(5): 789–798.

6. MariePierre StOnge, Jamy Ard, Monica L. Baskin, Stephanie E. Chiuve, Heather

M. Johnson, Penny KrisEtherton, and Krista Varady, "Meal Timing and Frequency: Implications for Cardiovascular Disease Prevention: A Scientific Statement from the American Heart Association, " *Circulation* 135 (January 30, 2017). https:// doi.org/10.1161/CIR.0000000000000476.

7. L. de Koning et al., "Low-Carbohydrate Diet Scores and Risk of Type 2 Diabetes in Men, " *American Journal of Clinical Nutrition* 93, no. 4 (April 2011).

8. Levine et al. and V.D. Longo, "Low Protein Intake."

9. J. GuevaraAguirre, A.L. Rosenbloom, P. Balasubramanian, E. Teran, M. GuevaraAguirre, C. Guevara, P. Procel, I. Alfaras, R. De Cabo, S. Di Biase, L. Narvaez, J. Saavedra, and V.D. Longo, "GH Receptor Deficiency in Ecuadorian Adults Is Associated with Obesity and Enhanced Insulin Sensitivity, " *Journal of Clinical Endocrinology and Metabolism* (July 2015), 100(7): 2589–2596.

10. M.N. Harvie et al., "The Effects of Intermittent or Continuous Energy Restriction on Weight Loss and Metabolic Disease Risk Markers: A Randomized Trial in Young Overweight Women, " *International Journal of Obesity* (May 2011) 35(5): 714–727.

11. Barnosky, Hoody, Unterman, and Varady, "Intermittent Fasting vs. Daily Calorie Restriction."

12. CW Cheng et al., "Fasting-Mimicking Diet Promotes Ngn3Driven β Cell Regeneration to Reverse Diabetes, " *Cell* (February 2017), 168(5): 775–788.e12.

13. Sripal Bangalore, Rana Fayyad, Rachel Laskey, David A. DeMicco, Franz H. Messerli, and David D. Waters, " Body Weight Outcomes in Coronary Disease," *New England Journal of Medicine* 376 (April 6, 2017): 1332–1340, DOI: 10.1056/ NEJMoa1606148; K.D. Hall, "Diet Versus Exercise in 'The Biggest Loser' Weight Loss Competition, " *Obesity* 21: 957–959, DOI: 10.1002/oby.20065.

第九章

1. R.J. Colman, R.M. Anderson, et al., "Caloric Restriction Delays Disease Onset and Mortality in Rhesus Monkeys, " *Science* 325, no. 5937 (July 10, 2009); R .J. Colman, .M. Beasley, et al., "Caloric Restriction Reduces Age elated and All-Cause Mortality in Rhesus Monkeys, " *Nature* (April 2014), 325(5937): 201–204.

2. Colman, Anderson, et al., "Caloric Restriction Delays Disease Onset."

3. J.A. Mattison, G.S. Roth, et al., "Impact of Caloric Restriction on Health and Survival in Rhesus Monkeys from the NIA Study, " *Nature* (September 2012), 489(7415): 318-321.

4. F. Sofi, F. Cesari, et al., "Adherence to Mediterranean Dietand Health Status: Meta-Analysis, " *British Medical Journal* (September 2008); M.A. MartinezGonzalez, M. BesRastrollo, et al., "Mediterranean Food Pattern and the Primary Prevention of Chronic Disease: Recent Developments, " *Nutrition Reviews* (May 2009), 6(9): 3474-3500; F. Sofi, R. Abbate, et al., "Accruing Evidence on Benefits of Adherence to the Mediterranean Diet on Health: AnUpdated Systematic Review and Meta-Analysis, " *American Journal of Clinical Nutrition* (November 2010), 92(5): 1189-1196.

5. F. Sofi, C. Macchi, et al., "Mediterranean Diet and Health Status: An Updated Meta-Analysis and a Proposal for a Literature-Based Adherence Score, " *Public Health Nutrition* (December 2014), 17(12): 2769-2782.

6. R. Estruch and E. Ros, "Mediterranean Diet for Primary Prevention of Cardiovascular Disease, " *New England Journal of Medicine* (August 2013), 369: 672-677; M. GuaschFerre, N. Babio, et al., "Dietary Fat Intake and Risk of Cardiovascular Disease and All-CauseMortality in a Population at High Risk of Cardiovascular Disease, " *American Journal of Clinical Nutrition* (December 2015), 102(6): 1563-1573.

7. B. Bendinelli, G. Masala, et al., "Fruit, Vegetable, and Olive Oiland Risk of Coronary Heart Disease in Italian Women: The EPICOR Study, " *American Journal of Clinical Nutrition* (February2011), 93(2): 275-83; G. Buckland, . Travier, et al., "Olive Oil Intake and Breast Cancer Risk in the Mediterranean Countries ofthe European Prospective investigation into Nutrition Study, " *International Journal of Cancer* (2012), 131: 2465-9.; Y. Bao, J. Han, et al., "Association of Nut Consumption with Total andCauseSpecific Mortality, " *New England Journal of Medicine* (November 2013), 369: 2001-2011.

8. GuaschFerre, Babio, et al., "Dietary Fat Intake and Risk of Cardiovascular Disease and All-Cause Mortality."

9. Ibid.

10. T.T. Fung, R.M. van Dam, S.E. Hankinson, M. Stampfer, W.C.Willett, and F.B. Hu, "Low-Carbohydrate Diets and All-Cause andCause-Specific Mortality: Two Cohort Studies, " *Annals of InternalMedicine* (September 7, 2010), 153(5): 289–298.

11. S.R. Preis, M.J. Stampfer, et al., "Dietary Proteinand Risk of Ischemic Heart Disease in Middle-Aged Men, " *American Journal of Clinical Nutrition* (November 2010), 92(5): 1265–1272.

12. P. Lagiou, S. Sandin, et al., "Low Carbohydrate–High Protein Dietand Incidence of Cardiovascular Disease in Swedish Women: Prospective Cohort Study, " *British Medical Journal* 344 (2012).

13. A. Pan, Q. Sun, et al., "Changes in Red Meat Consumption and Subsequent Risk of Type 2 Diabetes Mellitus: Three Cohorts of US Men and Women, " *JAMA International Medicine* (2013), 173(14): 1328–1335.

14. R.L. Walford, D. Mock, R. Verdery, and T. MacCallum, "Calorie Restriction in Biosphere 2: Alterations in Physiologic, Hematologic, Hormonal, and Biochemical Parameters in Humans Restricted for a 2Year Period, " *Journals of Gerontology* (June 2002), 57(6): B211–224.

15. Ibid.

16. Ibid.; L. Fontana, T.E. Meyer,. Klein, and J. O. Holloszy, " Long-Term Calorie Restriction Is Highly Effective in Reducingthe Risk for Atherosclerosis in Humans, " *PNAS* (April 2004), 101(17): 6659–6663.

17. D. Ornish, "Intensive Lifestyle Changes for Reversal of CoronaryHeart Disease, " *JAMA* (December 1998), 280(23): 2001–2007.

18. D.M. Ornish, S.E. Brown, L.W.   cherwitz, et al., "Can LifestyleChanges Reverse Coronary Atherosclerosis? The Lifestyle HeartTrial, " *Lancet* (1990), 336: 129–133.

19. K.L. Gould, D. rnish, L. Scherwitz, et al., "Changes in Myocardial Perfusion Abnormalities by Positron Emission TomographyAfter Long-Term, Intense Risk Factor Modification, " *JAMA* (1995), 274(11): 894–901.

20. L.J. Appel, F.M. Sacks, et al., "Effects of Protein, Monounsaturated Fat, and

Carbohydrate Intake on Blood Pressure and Serum Lipids:Results of the Omni Heart Randomized Trial, ” *JAMA* (November2005), 294(19): 2455–2464; Bendinelli, Masala, et al., “Fruit, Vegetable, and Olive Oil” ; G. Buckland et al., “Olive Oil Intake and Mortality Within the Spanish Population (EPICSpain),” *AmericanJournal of Clinical Nutrition* (July 2012), 96(1): 142–149; GuaschFerre, Babio, et al., “Dietary Fat Intake and Risk of Cardiovascular Disease and All-Cause Mortality.”

21. S. Brandhorst, I.Y. Choi, et al., “A Periodic Diet That Mimics Fasting Promotes MultiSystem Regeneration, Enhanced Cognitive Performance, and Healthspan, ” *Cell Metabolism* 22, no 1 (July 2015): 86–99.

22. Ibid.

第十章

1. This work is being led by US National Institute on Aging neuroscientist Mark Mattson's lab.

2. C.C. Liu et al., “Apolipoprotein E and Alzheimer Disease: Risk, Mechanisms and Therapy, ” *Nature Reviews Neurology* 9, no. 2 (February 2013): 106–118.

3. C. VallsPedret et al., “Mediterranean Diet and Age-Related Cognitive Decline: A Randomized Clinical Trial, ” *JAMA Internal Medicine* (July 2015), 175(7): 1094–1103.

4. Ibid.

5. F. Sofi, R. Abbate, G.F. Gensini, A. Casini, “Accruing Evidence on Benefits of Adherence to the Mediterranean Diet on Health: An Updated Systematic Review and Meta-analysis.” *American Journal of Clinical Nutrition* 92, no. 5 (November 2010): 1189–1196, DOI: 10.3945/ajcn.2010.29673, Epub September 1, 2010.

6. G.W. Ross et al., “Association of Coffee and Caffeine Intake with the Risk of Parkinson Disease, ” *JAMA* (May 2000), 283(20): 2674–2679.

7. W.M. Fernando et al., “The Role of Dietary Coconut for the Prevention and Treatment of Alzheimer' s Disease: Potential Mechanisms of Action, ” *British Journal of Nutrition* (July 2015), 114(1): 1–14; Y. Hu et al., “Coconut Oil: Non-Alternative Drug Treatment Against Alzheimer Disease, ” *Nutrición Hospitalaria* (December 2015), 32(6): 2822–2827.

8. N.D. Barnard et al., "Saturated and Trans Fats and Dementia: A Systematic Review," *Neurobiology of Aging* (May 2014), 35 Suppl 2: S65–73.

9. M.C. Morris and C.C. Tangney, "Dietary Fat Composition and Dementia Risk," Neurobiology of Aging (September 2014), 35 Suppl 2: S59–S64.

10. R. Shah, "The Role of Nutrition and Diet in Alzheimer Disease: A Systematic Review," *Journal of American Medical Directors Association* (June 2013), 14(6): 398–402; S. Lopes da Silva et al., "Plasma Nutrient Status of Patients with Alzheimer's Disease: Systematic Review and Meta-Analysis," *Alzheimer's and Dementia* (July 2014), 10(4): 485–502; M.H. Mohajeri et al., "Inadequate Supply of Victim and DHA in the Elderly: Implications for BrainAging Alzheimer-Type Dementia," *Nutrition* (February 2015), 31(2): 261–275; E.M. BrouwerBrolsma and L.C. de Groot, "Vitamin D and Cognition in Older Adults: An Update of Recent Findings," *Current Opinion in Clinical Nutrition and Metabolic Care* (January 2015), 18(1): 11–16; T. Cederholm, N. Salem, Jr., and J. Palmblad, "Çx3 Fatty Acids in thePrevention of Cognitive Decline in Humans," *Advances in Nutrition* (November 2013), 4(6): 672–676.

11. S. GarciaPtacek et al., "Body Mass Index in Dementia," *European Journal of Clinical Nutrition* (November 2014), 68(11): 1204–1209.

12. S. Brandhorst et al. and V. . Longo, "A Periodic Diet That Mimics Fasting Promotes MultiSystem Regeneration, Enhanced Cognitive Performance, and Healthspan," *Cell Metabolism* 22, no. 1 (July 2015): 86–99.

13. C. Groot et al., "The Effect of Physical Activity on Cognitive Function in Patients with Dementia: A Meta-Analysis of Randomized Control Trials," *Ageing Research Reviews* (January 2016), 12: 773–783.

14. B.Y. Li et al., "Mental Training for Cognitive Improvement in Elderly People: What Have We Learned from Clinical and Neurophysiologic Studies?" *Current Alzheimer Research* (July 2015), 12(6): 543–552.

第十一章

1. K.L. Ong et al., "Trends in C-Reactive Protein Levels in US Adults from 1999 to 2010," *American Journal of Epidemiology* (June 2013), 177(12): 1430–1442.

2. G.S. Cooper et al., "Recent Insights in the Epidemiology of Autoimmune Diseases: Improved Prevalence Estimates and Understanding of Clustering of Diseases, " *Journal of Autoimmunity* (November–December 2009), 33(3–4): 197–207.

3. A. Lerner, "The World Incidence and Prevalence of Autoimmune Diseases Is Increasing, " *International Journal of Celiac Disease* (2015), 3(4): 151–155.

4. A. Manzel et al., "Role of 'Western Diet' in Inflammatory Autoimmune Diseases, " *Current Allergy and Asthma Reports* (January 2014), 14(8): 454.

5. Ibid.

6. A. Lawrence et al., "Diet Rapidly and Reproducibly Alters the Human Gut Microbiome, " (January 2014), 505(7484): 559–563.

7. M.M. Lamb et al., "The Effect of Childhood Cow' s Milk Intake and HLADR Genotype on Risk of Islet Autoimmunity and Type 1 Diabetes: The Diabetes Autoimmunity Study in the Young, " *Pediatric Diabetes* (February 2015), 16(1): 31–38.

8. S.G. Verza et al., "Immunoadjuvant Activity, Toxicity Assays, and Determination by UPLC/QTOFMS of Triterpenic Saponins from Chenopodium Quinoa Seeds, " *Journal of Agricultural and Food Chemistry* (March 2012), 60(12): 3113–3118.

9. C. Astler et al., "First Case Report of Anaphylaxis to Quinoa, a Novel Food in rance, " *Allergy* (May 2009), 64(5): 819–820.

10. CW Cheng et al., "Prolonged Fasting Reduces IGF1/PKA to Promote Hematopoietic Stem Cell Based Regeneration and Reverse Immunosuppression, " *Cell Stem Cell* (June 2014), 14(6): 810–823.

11. I.Y. Choi et al., "A Diet Mimicking Fasting Promotes Regeneration and Reduces Autoimmunity and Multiple Sclerosis Symptoms, " *Cell Reports* (June 2016), 15(10): 2136–2146.

12. Ibid.

13. H. Müller et al., "Fasting Followed by Vegetarian Diet in Patients with Rheumatoid Arthritis: A Systematic Review, " *Scandinavian Journal of Rheumatology* (2001), 30(1): 1–10.

14. J. KjeldsenKragh et al., "Controlled Trial of Fasting and One-Year Vegetarian Diet in Rheumatoid Arthritis, " *Lancet* (October 1991), 338(8772): 899–902.

15. Ibid.

16. Müller et al., "Fasting Followed by Vegetarian Diet."

17. Ibid.